中国疾病预防控制中心慢性非传染性疾病预防控制中心／指导

2型糖尿病
健康教育核心信息

李剑虹／主编

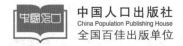

中国人口出版社
China Population Publishing House
全国百佳出版单位

图书在版编目（CIP）数据

2 型糖尿病健康教育核心信息 / 李剑虹主编 . —北京：中国人口出版社，2024.6

ISBN 978-7-5101-9657-7

Ⅰ. ① 2… Ⅱ . ①李… Ⅲ . ①糖尿病 – 防治 Ⅳ . ① R587.1

中国国家版本馆 CIP 数据核字（2023）第 236804 号

2 型糖尿病健康教育核心信息

2 XING TANGNIAOBING JIANKANG JIAOYU HEXIN XINXI

李剑虹 主编

责 任 编 辑	魏 娜	
装 帧 设 计	华兴嘉誉	
责 任 印 制	林 鑫 王艳如	
出 版 发 行	中国人口出版社	
印 刷	北京柏力行彩印有限公司	
开 本	880毫米 ×1230毫米 1/32	
印 张	4.75	
字 数	100 千字	
版 次	2024 年 6 月第 1 版	
印 次	2024 年 6 月第 1 次印刷	
书 号	ISBN 978-7-5101-9657-7	
定 价	28.00 元	

电 子 信 箱　rkcbs@126. com
总编室电话　（010）83519392
发行部电话　（010）83510481
传　　　真　（010）83538190
地　　　址　北京市西城区广安门南街 80 号中加大厦
邮 政 编 码　100054

编 委 会

主　审：吴　静　郭晓蕙
主　编：李剑虹
副主编：毛　凡

编委会成员（按姓氏汉语拼音排序）

艾婷芳　中国疾病预防控制中心慢性非传染性疾病预防控制中心

郭晓蕙　北京大学第一医院

何晓泳　中国疾病预防控制中心慢性非传染性疾病预防控制中心

姜鹏飞　大连工业大学

李剑虹　中国疾病预防控制中心慢性非传染性疾病预防控制中心

李淑娟　中国疾病预防控制中心营养与健康所

黎衍云　上海市疾病预防控制中心

马　静　中央军委机关事务管理总局保健室

毛　凡　中国疾病预防控制中心慢性非传染性疾病预防控制中心

梅钰舒　中国疾病预防控制中心慢性非传染性疾病预防控制中心

石文惠　中国疾病预防控制中心环境与健康相关产品安全所

孙成浩　中国疾病预防控制中心慢性非传染性疾病预防控制中心

项　春　中国疾病预防控制中心

徐　健　深圳市慢性病防治中心

吴　静　中国疾病预防控制中心慢性非传染性疾病预防控制中心

张　润　中国疾病预防控制中心慢性非传染性疾病预防控制中心

张秀娟　首都医科大学附属北京朝阳医院

赵　越　北京市疾病预防控制中心

前　言

　　糖尿病及其并发症对人类的健康造成严重威胁，导致医疗需求增长、患者生活质量下降、社会经济负担加重，已成为一项全球性的公共卫生问题。根据国际糖尿病联盟（IDF）发布的《2021全球糖尿病地图》显示，2021年全球成年糖尿病患者人数达5.37亿，其中我国患者总人数最多，约为1.4亿人。全球疾病负担研究（GBD）2021年预测结果显示，到2050年，全球将有13亿人罹患糖尿病。在我国，2型糖尿病的患病率呈逐年上升趋势，由1980～1984年的1.29%升高到了2015～2019年的14.92%，且仍处在一个较快速增长阶段，短期内不会出现平台期或者下降。另外，糖尿病患病率的迅速上升也造成了巨大的经济负担。

　　与此同时，我国居民糖尿病知晓率、治疗率和控制率仍处于较低水平，疾病防治形势极为严峻。2018年中国慢性病及其危险因素监测结果显示，我国18岁及以上成年人糖尿病知晓率仅为38.0%，治疗率为34.1%，控制率仅为33.1%，与发达国家存在较大差距。《"健康中国2030"规划纲要》提出，到2030年我国人均预期寿命要由 2015 年的 76.34 岁提高到 79.0 岁，重大慢性病过早死亡率要比 2015 年降低 30%。作为四大慢性病之一的糖尿病，其导致的心脑血管疾病死亡是慢性病过早死亡的重要原因之一。因此，做好糖尿病防治工作，对于实现《"健康中国 2030"规划纲要》目标具有十分重要的意义。

鉴于当前自媒体蓬勃发展、各种来源的健康信息纷繁庞杂，但广大居民对各类疾病和健康信息的准确性和可靠性辨识能力不足的现状，我们深感有必要针对糖尿病相关的疾病防治知识进行科学系统的梳理，以帮助广大居民、糖尿病高危人群和患者正确认识糖尿病，提高疾病预防和控制能力。为此，我们按照糖尿病基本知识、糖尿病高危人群的筛查及干预、血糖监测、生活方式调节、心理健康、药物治疗、并发症的防治、糖尿病患者的社会支持八个方面，系统梳理了糖尿病防治全周期、各阶段的防治知识核心要点。在撰写过程中，所有编者均秉承"要言不烦、知行合一"的写作思路，理论联系实践，力求以准确、简练的语言告知广大读者糖尿病防治的核心信息，并指导其在每个阶段，应该采取哪些行动去防治和管理糖尿病，以期将知识内化为具体的行动实践。

同时，本书也可为各级卫生健康行政部门、疾病预防控制机构、综合性医院、基层医疗卫生服务机构等医疗卫生系统，以及医疗保险、信息化企业、医药公司等医疗卫生行业开展糖尿病科普教育、高危人群及患者管理提供系统化的健康教育素材。

　　最后，希望本书的出版发行，能够为提高我国居民的糖尿病防治素养、助力健康中国行动——糖尿病防治专项行动贡献一些力量。

编者
2024 年 5 月

目 录

第一章

糖尿病基本知识

第 1 条　什么是糖尿病

糖尿病是由于胰岛素绝对或相对分泌不足和（或）胰岛素利用障碍引起的碳水化合物、蛋白质、脂肪代谢紊乱性疾病，以高血糖为主要标志。糖尿病的典型表现为"三多一少"，即多饮、多尿或夜尿增多、多食和不明原因的体重下降。

核心要点

1. 糖尿病是由遗传因素和环境因素共同作用导致的，有遗传家族史的人更容易罹患糖尿病，但通过规律身体活动和健康饮食习惯，可以起到预防或延缓糖尿病发生发展的作用。

2. 胰岛素抵抗和胰岛素分泌不足是 2 型糖尿病发生的重要机制。胰岛素是由胰脏内的胰岛 β 细胞分泌的一种蛋白质激素，是机体内唯一能够降低血糖的激素。

3. 胰岛素能够通过抑制肝脏葡萄糖产生、刺激内脏组织（如肝脏）对葡萄糖的摄取以及促进外周组织（骨骼肌、脂肪）对葡萄糖的利用，降低血糖水平。当胰岛素作用的靶器官（主要是肝脏、肌肉和脂肪组织）对胰岛素敏感性降低，胰岛素降血糖作用减弱，就会出现胰岛素抵抗，表现为机体需要分泌更多的胰岛素来维持血糖正常。随着胰岛 β 细胞功能逐渐减退，胰岛素分泌水平下降，最终分泌的胰岛素无法代偿胰岛素抵抗时，就会发生2型糖尿病。

4. 从血糖正常变成糖尿病患者，往往需要较长的一段时间。刚出现胰岛素抵抗时，机体可通过增加胰岛素的分泌来维持血糖正常；随着肝脏等靶器官对胰岛素敏感性的逐步降低，胰岛 β 细胞功能逐渐减退，胰岛素分泌水平下降，分泌的胰岛素无法使血糖维持在正常水平，出现糖调节受损，表现为空腹血糖和（或）餐后血糖偏高，最后进展至糖尿病。

5. 糖尿病的典型临床症状表现为多饮、多尿或夜尿增多、多食和不明原因的体重减轻，除此之外，患者也会出现乏力疲劳、精神不振以及手部足部有麻木感、针刺感等症状。

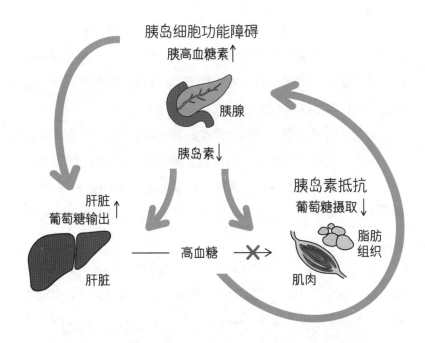

第2条　糖尿病分为几种类型

根据不同病因，可将糖尿病分为4种类型，即1型糖尿病、2型糖尿病、妊娠糖尿病和特殊类型糖尿病。其中，2型糖尿病是最常见的类型，占糖尿病患者的90%以上。糖尿病的病因分型诊断是精准治疗的前提。

核心要点

1. 1型糖尿病是因为胰岛 β 细胞被破坏，导致胰岛素绝对缺乏。患者年龄通常小于30岁；"三多一少"症状明显（有明显的口渴、多饮、多尿、消瘦的症状）；常以酮症或酮症酸中毒起病；需要长期注射胰岛素。

2. 2型糖尿病是由于胰岛素抵抗和胰岛素分泌不足共同导致的，常在40岁以后起病；多数起病隐匿，症状相对较轻，半数以上无任何症状；很多患者因慢性并发症或仅在健康检查时发现患病；常有家族史，早期可通过饮食、运动和药物的综合管理控制血糖。

3. 区分1型和2型糖尿病，主要从发病年龄、起病急缓、症状轻重、体重、是否有酮症酸中毒倾向、是否需要依赖外源胰岛素维持生命等方面进行综合判断。

4. 妊娠期糖尿病是指妊娠期间发生的糖代谢异常。妊娠期糖尿病患者，即使妊娠结束后血糖恢复正常，其多年后发生糖尿病的风险也要高于一般人群。

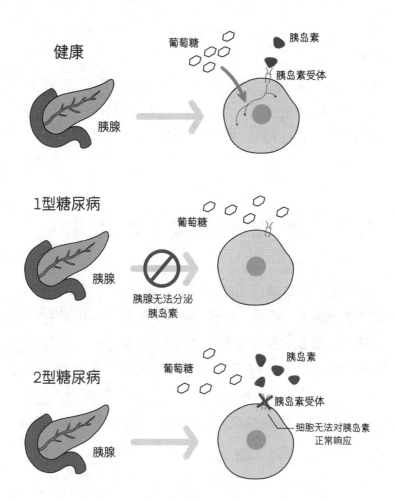

5. 特殊类型糖尿病是具有相对明确的病因引起的糖尿病，目前特殊类型糖尿病分为8类，包括胰岛 β 细胞功能单基因缺陷、胰岛素作用单基因缺陷、胰源性糖尿病、内分泌疾病、药物或化学品、感染、免疫介导性糖尿病及其他与糖尿病相关的遗传综合征。随着对糖尿病发病机制研究的深入，特殊类型糖尿病的种类会逐渐增加。

6. 糖尿病的病因分型诊断是精准治疗的重要依据。如果不确定分类诊断，可先做一个临时性分类，用于指导治疗。再依据对治疗的初始反应及其临床表现重新评估、分型。

第3条　如何知道是否得了糖尿病

糖尿病的诊断需要结合患者的临床症状和相关的实验室检查结果进行确诊。当出现糖尿病的典型症状（多饮、多尿或夜尿增多、多食和不明原因的体重下降）时，随机血糖 ≥11.1mmol/L，或空腹血糖 ≥7.0mmol/L，或糖负荷后 2h 血糖（OGTT）≥11.1mmol/L，或糖化血红蛋白（HbA_{1c}）> 6.5%，即可确诊为糖尿病。对于无糖尿病典型症状者，需改日复查确认。

核心要点

1. 糖尿病典型的"三多一少"症状是指多饮、多尿或夜尿增多、多食和不明原因的体重下降。实际上，许多早期糖尿病患者往往没有任何症状或症状较轻，仅于健康检查或因各种疾病就诊化验时才发现血糖水平较高。

2. 如果单纯只检查空腹血糖，容易漏诊，应该同时检测餐后血糖，必要时进行口服葡萄糖耐量实验（OGTT）进行确诊。

3. 口服葡萄糖耐量实验（OGTT）应在不摄入任何热量 8h 后，清晨空腹进行。将 75g 无水葡萄糖溶于 250～300ml 水中，成人在 5～10min 内饮完，测定空腹以及开始饮葡萄糖水后 2h 静脉血浆葡萄糖水平。

4. 当空腹血糖在 6.1～＜7.0mmol/L，且糖负荷后 2h 血糖＜7.8mmol/L，为空腹血糖受损；当空腹血糖＜7.0mmol/L，且糖负荷后 2h 血糖在 7.8～＜11.0mmol/L，为糖耐量减低；空腹血糖受损和糖耐量减低统称为糖调节受损，也称为糖尿病前期，糖尿病前期人群是糖尿病最重要的高危人群。

5. 糖化血红蛋白（HbA_{1c}）能反映既往 2～3 个月的血糖水平，是评估糖尿病患者长期血糖控制状况的"金标准"，也是制定糖尿病患者降糖方案、评估慢性并发症发生风险的重要依据。对大多数非妊娠 2 型糖尿病患者，合理的糖化血红蛋白控制目标为＜7%。

6. 胰岛素释放试验是评价胰岛 β 细胞胰岛素分泌功能的重要方法，反映内源性胰岛素的分泌情况。

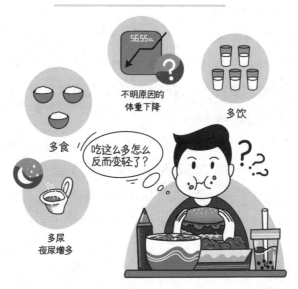

第 4 条　如何综合性管理糖尿病

　　新诊断的糖尿病患者，应及时进行综合治疗，保护胰岛 β 细胞功能，改善胰岛素敏感性，使血糖得到良好控制，延缓糖尿病慢性并发症的发生、发展，减少致残率和致死率。糖尿病的综合管理有两层含义，第一层含义是：治疗应包括饮食控制、科学运动、血糖监测、糖尿病教育和药物治疗，即我们常说的"五驾马车"；第二层含义是：治疗应包括降糖、降压、调脂和改变不良生活习惯等措施。

核心要点

1. 糖尿病治疗的近期目标是控制高血糖和相关代谢紊乱，以消除糖尿病症状和防止急性严重代谢紊乱；远期目标是预防和（或）延缓糖尿病慢性并发症的发生和发展，维持良好健康和学习、劳动能力，延长寿命，提高生活质量。

2. 糖尿病患者均应接受糖尿病自我管理教育，以掌握自我管理所需的知识和技能，提高血糖控制水平，最终改善临床结局、健康状况和生活质量。

3. 血糖监测是反映饮食控制、运动治疗和药物治疗效果，并指导治疗方案调整的重要依据。血糖监测的频率取决于治疗方法、目标、病情和个人的经济条件。常用的监测指标有空腹血糖、餐后血糖、糖化血红蛋白等。

4. 生活方式干预需要贯穿糖尿病治疗的始终。营养治疗是糖尿病治疗的基础，应在评估患者营养状况的基础上，设定合理的医学营养治疗目标和计划，并尽可能满足个体饮食喜好。规律运动可增加胰岛素敏感性，有助于控制血糖。运动治疗的原则是适量、经常性和个体化。运动计划的制定要在医务人员的指导下进行。

5. 当通过生活方式干预无法控制血糖时，就必须要通过药物控制血糖。不同药物的降糖机制各不相同，糖尿病患者应在医生的综合评估指导下选择合适的降糖药，规律服药。

6. 2型糖尿病常会合并高血压、血脂异常、肥胖等。随着血糖、血压、血脂等水平的增高及体重增加，并发症的发生风险将显著增加。所以糖尿病患者应该关注血压控制、血脂控制和阿司匹林等抗凝药物的使用，从而预防心血管疾病等并发症的发生（见附录 1）。

7. 糖尿病患者由于不能像普通人一样正常饮食等，容易出现痛苦、抑郁、焦虑、进食障碍等心理问题，此外还可能存在睡眠障碍、认知障碍或严重精神疾病。糖尿病患者应积极进行自我调节，寻求多方帮助，如听从医务人员的专业指导、多跟病友交流、主动向家人或朋友倾诉自己的痛苦和困惑等。

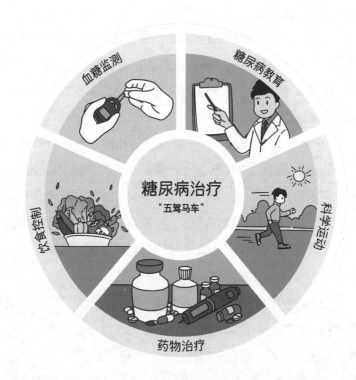

第 5 条　糖尿病有哪些危害

糖尿病的危害主要是由于长期血糖升高导致的大血管、微血管损伤，从而引起多种器官（尤其是眼、心、血管、肾、神经）的损害或器官功能不全或衰竭，导致失明、残疾或者过早死亡。血糖过高还容易导致糖尿病急性并发症，如糖尿病酮症酸中毒、高渗高血糖状态等，严重时可能危及生命，需要及时救治。糖尿病及其并发症严重影响患者的身心健康，并给家庭和个人带来沉重的负担。

核心要点

1. 糖尿病慢性并发症是隐藏在糖尿病背后的"杀手"，长期高血糖状态会引起广泛的组织损伤。

2. 2 型糖尿病是心脑血管疾病的独立危险因素，与非糖尿病人群相比，糖尿病患者发生心脑血管疾病的风险增加 2～4 倍，糖尿病死亡患者中 80% 死于各种心脑血管事件。

3. 糖尿病视网膜病变和糖尿病肾病是糖尿病微血管病变引起的主要慢性并发症，分别是成人致盲和导致终末期肾病的首要原因。视网膜病变患者常表现为飞蚊症、视野模糊、视野阴影、视力下降等症状；糖尿病肾病患者常表现为高血压、水肿、泡沫尿、大量蛋白尿，可合并贫血。

4. 糖尿病足是糖尿病血管病变、神经病变、机械外力等共同作用的结果。糖尿病足病是糖尿病最严重和治疗费用很高的慢性并发症，轻者表现为足部畸形、皮肤干燥和发凉、胼胝（高危足）、下肢有套袜感、行走时有踩棉花的感觉；重者可出现足部溃疡、坏疽，最终导致截肢或死亡。

5. 糖尿病神经病变是糖尿病最常见的慢性并发症，周围神经病变常表现为双侧下肢的麻木、疼痛、感觉异常等；自主神经病变常表现为排汗异常、排尿困难、上腹饱胀、腹泻和便秘交替、性功能减退和休息时心动过速。神经病变的发生发展与糖尿病病程、血糖控制状况、肥胖、胰岛素抵抗和慢性低度炎症等因素相关，病程 10 年以上者易出现明显的神经病变表现。

6. 糖尿病患者在治疗过程中还可能发生低血糖，低血糖可导致不适甚至危及生命。

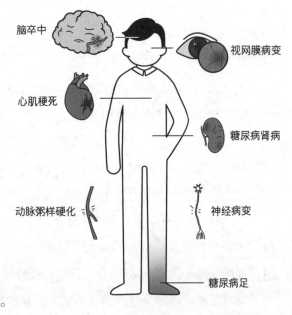

糖尿病的慢性并发症

脑卒中

视网膜病变

心肌梗死

糖尿病肾病

动脉粥样硬化

神经病变

糖尿病足

第二章

糖尿病高危人群的筛查及干预

第6条 哪些人容易患糖尿病

2 型糖尿病是遗传因素和环境因素共同作用所致。从遗传的角度来说，糖尿病不属于遗传病，父辈患有糖尿病子女不是100% 患病，但是糖尿病人群往往呈现家族聚集倾向。环境因素是指不健康的生活方式，包括暴饮暴食、缺乏运动、肥胖、工作以及生活压力大等。对于血糖正常，但具备一个或多个糖尿病危险因素的人群，我们称为糖尿病高危人群。糖尿病高危人群是糖尿病患者的"后备军"，如果不进行饮食控制、体育锻炼和心理调节，他们患糖尿病的概率比非高危人群大得多。

核心要点

1. 糖尿病的危险因素分为不可干预因素和可干预因素两类。

（1）不可干预的因素主要包括年龄、家族史或遗传倾向、种族。

（2）可干预的因素主要包括糖尿病前期、代谢综合征（超重 / 肥胖、高血压、血脂异常）、不健康饮食、身体活动不足、吸烟、可增加糖尿病发生风险的药物、致肥胖或糖尿病的社会环境。

2. 糖尿病不属于遗传病，但有糖尿病家族史的人患 2 型糖尿病的可能性更大。如果具有糖尿病家族史者坚持健康的生活方式，可以降低糖尿病发病风险甚至不发病。

3. 具有下列任何一个及以上的危险因素者，即为糖尿病高危人群：①有糖尿病前期史；②年龄≥40岁；③体重指数（BMI）≥24 kg/m² 和（或）中心型肥胖（男性腰围≥90 cm，女性腰围≥85 cm）；④一级亲属有糖尿病史；⑤缺乏体力活动者；⑥有巨大儿分娩史或有妊娠期糖尿病病史的女性；⑦有多囊卵巢综合征病史的女性；⑧有黑棘皮病者；⑨有高血压史，或正在接受降压治疗者；⑩高密度脂蛋白胆固醇＜0.90 mmol/L 和（或）甘油三酯＞2.22 mmol/L，或正在接受调脂药治疗者；⑪ 有动脉粥样硬化性心血管疾病（ASCVD）史；⑫ 有类固醇类药物使用史；⑬ 长期接受抗精神病药物或抗抑郁症药物治疗；⑭ 中国糖尿病风险评分总分≥25分。

4. 糖尿病前期是在正常血糖与糖尿病之间的中间高血糖状态，是糖尿病发病前的过渡阶段，也是糖尿病最高危人群。如果不对糖尿病前期加以干预，每年有5%～10%的患者会进展为糖尿病。此外，糖尿病前期发生心血管疾病、微血管病变、肿瘤、痴呆、抑郁等疾病的风险也会增加。

5. 糖尿病高危人群，尤其是糖尿病前期是糖尿病发展进程中的可逆转阶段，也是糖尿病防控的重点和关键时期。

第 7 条　如何尽早识别糖尿病

　　半数以上的 2 型糖尿病患者在疾病的早期无明显临床表现。针对糖尿病高危人群及早进行糖尿病筛查有助于早期发现糖尿病，提高糖尿病及其并发症的防治水平。空腹血糖检查是简单易行的糖尿病筛查方法，条件允许时，应尽可能进行糖负荷后 2h 血糖检查，也可采用中国糖尿病风险评分表进行筛查。

核心要点

　　1. 对于具有至少一项危险因素的高危人群应进一步进行空腹血糖或任意点血糖检测，其中空腹血糖筛查是简单易行的方法，但有漏诊的可能性。如果空腹血糖 ≥ 6.1mmol/L 或随机血糖 ≥ 7.8mmol/L，建议进行口服葡萄糖耐量试验（OGTT），同时检测空腹血糖和糖负荷后 2h 血糖。

　　2. 可以采用中国糖尿病风险评分表（见附录 2），对 20～74 岁普通人群进行糖尿病风险评估，总分 ≥ 25 分者属于糖尿病高危人群，应进行口服葡萄糖耐量试验（OGTT）2h 血糖检测。

　　3. 筛查结果正常者，建议每 3 年至少重复筛查一次；筛查结果为糖尿病前期者，建议每年至少重复筛查 1 次。

　　4. 怀疑为糖尿病高危人群的个体可到以下机构进行筛查。

（1）基层医疗机构：实施糖尿病筛查的基层医疗机构主要包括村卫生室、乡镇卫生院、社区卫生服务中心（站）。

（2）体检机构：健康体检中发现的血糖异常者建议进一步复查血糖或到内分泌专科进一步检查以明确诊断。

（3）相关临床科室：包括内分泌科、心内科、肾内科、老年科、精神科、妇产科等。一级亲属中有二型糖尿病家族史、肥胖、高血压、血脂异常、多囊卵巢综合征、长期服用抗精神病和（或）抗抑郁症药物等有糖尿病高危因素的个体可根据自身情况选择不同科室进行就诊。

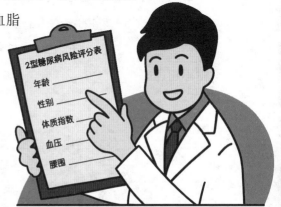

第8条　如何预防糖尿病前期人群发展为糖尿病

糖尿病前期人群是糖尿病发生风险最高的人群，有效干预糖尿病前期人群可延迟或预防糖尿病发生。最主要的手段就是强化生活方式干预，其核心内容包括合理膳食和适度运动。经过强化生活方式干预效果不佳时可考虑使用二甲双胍和阿卡波糖药物干预。

核心要点

1. 糖尿病前期个体的干预目标是通过强化生活方式干预控制体重，超重或肥胖者体质指数达到或接近 24kg/m²，或体重至少下降 7%。

2. 建议糖尿病前期人群合理平衡膳食，控制热量摄入。每日饮食总热量至少减少 400kcal，超重或肥胖者应减少 500~750kcal；饱和脂肪酸摄入占总脂肪酸摄入的 30% 以下；每人每天食盐摄入总量不超过 5g。

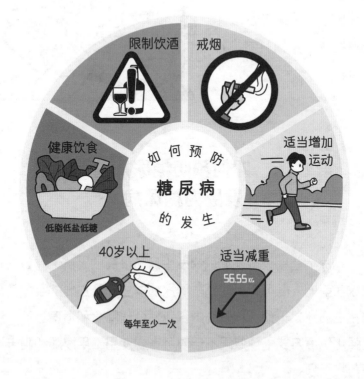

3．每日所需总热量中45%～60%来自碳水化合物，25%～35%来自脂肪，15%～20%来自蛋白质。烹饪时尽量采用植物油，适当进食粗粮等富含膳食纤维的食物，每日限盐5g，不建议饮酒。

4．运动前要进行安全性评估。推荐有氧运动和抗阻运动的联合运动干预，多样的运动形式有利于增强个体对运动干预的依从性。推荐每周≥150 min的中等强度活动。此外，应增加静息运动，避免久坐的生活方式。

5．对于糖尿病前期人群，可选择的药物主要为阿卡波糖和二甲双胍。特别是BMI＞32.5 kg/m^2、年龄在25～59岁、有妊娠糖尿病的女性，无论生活方式干预能否降低糖化血红蛋白（HbA$_{1c}$）值，均可考虑使用二甲双胍预防糖尿病。

6．定期随访，给予糖尿病前期患者社会心理支持，以确保患者能够长期坚持良好的生活方式；定期检查血糖，并密切关注其他心血管疾病危险因素（如吸烟、高血压、血脂异常等），并在医生指导下给予科学干预。

第三章

糖尿病筛查及血糖监测

第 9 条　为什么要定期检测血糖

血糖监测即对血糖值的定期检测，是糖尿病预防和控制的重要手段。血糖监测结果有助于评估个体糖代谢紊乱的程度，便于更好地了解自身血糖控制情况，发现一些潜在的健康问题，以便及时就医。对于糖尿病高危人群和患者都应定期检测血糖。正常情况下空腹血糖值不超过 6.1mmol/L，餐后 2h 血糖值不超过 7.8mmol/L。

核心要点

1. 在糖尿病高危人群中进行血糖检测是最简单直接的糖尿病筛查手段，有助于早期发现糖尿病，提高糖尿病及其并发症的防治水平，降低疾病治疗负担。因此糖尿病高危人群宜及早进行空腹血糖或任意点血糖筛查，首次筛查结果正常者，宜每 3 年至少复查一次。

2. 糖尿病患者进行血糖监测的目的是评估治疗方案的效果和安全性，监测血糖波动情况，及时发现高血糖和低血糖，指导血糖治疗达标，降低低血糖风险。同时也帮助患者调整日常饮食和运动，达到控制糖尿病和预防并发症的目的。

3. 临床常用的反映血糖水平指标的监测方法包括毛细血管血糖监测、静脉血浆血糖监测、持续葡萄糖监测、糖化血红蛋白监测等，其中毛细血管血糖监测是目前最常用的方法。

4. 血糖检测前应保持生活常态，像平常一样进餐及用药，避免检测前擅自停药、剧烈运动和饮酒，这些行为会使血糖出现偏差，得到的血糖结果就无法真实反映患者平常的血糖水平。

5. 血糖监测本身并不会改善糖代谢状况。糖尿病患者需要与医护人员共同讨论确定检测的时点和频率，并根据血糖检测结果调整行为生活方式和治疗方案，才能使血糖监测成为有效的糖尿病自我管理工具。

6. 血糖监测结果的记录和利用也非常重要。患者可以参考附录提供的血糖监测记录表（见附录3），或借助血糖记录软件等信息化途径，结合医生制定的个性化监测方案，根据自身实际情况做好血糖监测记录，并在就医时携带。信息完善的记录表可以直观展示患者血糖值的变化，帮助医生和患者分析血糖变化的原因，以更好地调整血糖达标策略。

第10条 常见的血糖监测方法有哪些

常用的血糖监测方法包括毛细血管血糖监测（又称指尖血糖监测）、糖化血红蛋白、糖化白蛋白和持续葡萄糖监测等。其中毛细血管血糖监测包括患者自我血糖监测及在医院内进行的床边快速血糖检测，是目前最常用的血糖监测方法。毛细血管自我血糖监测患者可在家中自行检测，其他几种监测方法需要在专业医疗机构进行。

核心要点

1. 毛细血管血糖监测能反映实时血糖水平，是血糖监测的基本形式，适用于偶尔检测一次血糖和每天多次检测血糖的患者。

2. 一般成人 2 型糖尿病患者毛细血管血糖监测的空腹血糖控制目标为 4.4～7.0mmol/L，非空腹血糖目标为＜10.0 mmol/L；老年患者、低血糖高风险患者、预期寿命较短、有严重并发症或合并症的患者控制目标可适当放宽为：空腹血糖控制目标为 7.8～10.0mmol/L，非空腹血糖目标为 7.8～13.9 mmol/L（见附录 4）。如果自己在家测血糖发现异常请及时去医院检查。

3. 糖化血红蛋白（HbA_{1c}）能反映既往 2～3 个月的血糖水平，是评估糖尿病患者长期血糖控制状况的"金标准"，也是制定糖尿病患者降糖方案、评估慢性并发症发生风险的重要依据。糖

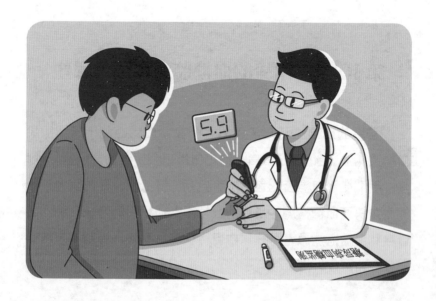

尿病患者在确诊初期建议每 3 个月检查 1 次糖化血红蛋白，一旦达到治疗目标后，可每 6 个月检查 1 次。一般成人 2 型糖尿病患者的糖化血红蛋白控制目标为＜7.0%。

4. 糖化白蛋白（GA）能反映既往 2～3 周的血糖水平，可评价短期血糖情况，或用于辅助鉴别应激性高血糖。

5. 持续葡萄糖监测（CGM），也称动态血糖监测，能反映连续、全面、可靠的全天血糖信息，有助于了解血糖波动的趋势和特点，发现不易被传统监测方法所探测到的隐匿性高血糖和低血糖，尤其是餐后高血糖和夜间无症状性低血糖，是传统血糖监测方法的有效补充。对于血糖波动大或需要胰岛素强化治疗等需要一日多次检测血糖的患者，首选动态血糖监测。

6. 特别注意，目前常用的血糖监测方式和指标各有所长，所反映的血糖内涵不尽相同，不能互相替代。在进行动态血糖监测期间，按照监测设备要求进行毛细血管自我血糖监测外，也要定期查糖化血红蛋白和糖化白蛋白。

第 11 条　如何正确监测血糖

血糖监测应遵循个体化原则，不应想测就测。在选择血糖监测方案和频率时，患者应向医护人员咨询，遵循医生根据病情和治疗实际需求提出的建议，选择适合自己并容易坚持的个体化方案。

核心要点

1. 血糖监测可以选择一天中的不同时间点，包括三餐前、三餐后2h、睡前及夜间（一般为凌晨2：00～3：00）。餐后2h血糖是指从吃第一口食物算起2个小时，而不是从吃完饭开始计时2个小时。

2. 血糖检测频率因人而异，总体原则是对于血糖控制较为稳定的患者，检测的间隔可以适当灵活，但对初诊糖尿病、血糖波动较大、使用胰岛素治疗、近期有低血糖发生、调整药物或剂量、妊娠期等患者以及出现各种应激情况的患者，需酌情增加检测频率。此外，根据需要可以加测运动或特殊行为（如驾驶）前的血糖。但是，频繁的血糖检测也可能会导致患者产生焦虑情绪等影响自身激素分泌，从而导致血糖波动。

3. 糖尿病患者可根据治疗方案的不同，选择不同的血糖监测类型，具体监测原则包括以下几方面。

（1）生活方式干预者：可根据需要有目的地通过血糖监测了解饮食控制和运动对血糖的影响，从而调整饮食和运动方案。

（2）使用口服降糖药者：可每周监测2～4次空腹血糖或餐后2h血糖。

（3）基础胰岛素治疗者：应监测空腹血糖。

（4）预混胰岛素治疗者：应监测空腹和晚餐前血糖。

（5）特殊人群：如围手术期患者、低血糖高危人群、危重症患者、老年患者等应实行个体化的监测方案。

4. 常用的血糖监测模式主要有6种（见附录5）。

测血糖6个重要时间

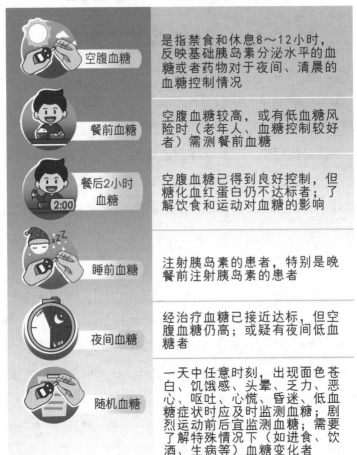

空腹血糖 是指禁食和休息8～12小时，反映基础胰岛素分泌水平的血糖或者药物对于夜间、清晨的血糖控制情况

餐前血糖 空腹血糖较高，或有低血糖风险时（老年人、血糖控制较好者）需测餐前血糖

餐后2小时血糖 空腹血糖已得到良好控制，但糖化血红蛋白仍不达标者；了解饮食和运动对血糖的影响

睡前血糖 注射胰岛素的患者，特别是晚餐前注射胰岛素的患者

夜间血糖 经治疗血糖已接近达标，但空腹血糖仍高；或疑有夜间低血糖者

随机血糖 一天中任意时刻，出现面色苍白、饥饿感、头晕、乏力、恶心、呕吐、心慌、昏迷、低血糖症状时应及时监测血糖；剧烈运动前后宜监测血糖；需要了解特殊情况下（如进食、饮酒、生病等）血糖变化者

＊不论任何时候，当自我感觉不舒服时，可以加测一次血糖。

第12条　如何在家中自测血糖

　　家庭血糖测量通常指患者在院外利用血糖仪进行自我血糖监测（SMBG）。它是患者自我了解血糖控制状态和提高血糖管理水平的必要措施，能反映实时血糖水平，评估生活事件（饮食、运动、情绪及应激等）以及疾病、药物对血糖的影响，帮助患者更好地了解自己的血糖控制状态、按需调整行为及药物干预、及时向医务工作者咨询。

核心要点

　　1. 血糖仪的选择对家庭血糖测量很重要。首先要选择符合ISO 15197（2013）标准的血糖仪。另外，尽可能选择操作方便、显示屏稍大、显示清晰的血糖仪。

　　2. 血糖仪应每 3 个月校准一次，以保证检测准确性。如果血糖仪自带校准液可自行校准。

　　3. 血糖试纸对测量结果也很重要，要选择与血糖仪型号匹配且在有效期内的试纸，最好选择利于保存的单支包装试纸。

　　4. 随着移动医疗技术的发展，糖尿病患者也可以借助血糖管理软件或者有相应功能的应用程序记录血糖值，分析血糖波动趋势及控制情况，了解药物、饮食和运动对血糖的影响，并辅助医生进行治疗方案的优化及调整。

5. 血糖测量步骤及注意事项见附录6。

6. 无典型糖尿病症状的人群，一天中任意时间的血糖都不能用来诊断糖尿病。当自测血糖结果异常时，需前往医疗机构就诊复查确认，不能擅自使用降糖药物。

如何正确使用血糖仪监测血糖？

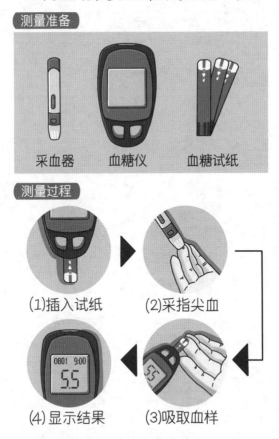

测量准备

采血器　血糖仪　血糖试纸

测量过程

(1)插入试纸　(2)采指尖血

(4)显示结果　(3)吸取血样

第四章

糖尿病生活方式调节

第 13 条　糖尿病患者如何合理饮食

　　饮食控制是糖尿病综合治疗的基础，有助于糖尿病患者控制血糖，减轻胰岛 β 细胞的负担，促进胰岛功能的恢复。糖尿病患者的饮食要遵循平衡膳食的原则，在控制总能量的前提下调整饮食结构，满足机体对各种营养素的需求，并达到平稳控糖、降低血糖波动、预防糖尿病并发症发生的目的。

核心要点

　　1. 能量适宜，控制超重肥胖和预防消瘦。膳食能量是体重管理和血糖控制的核心，当能量的摄入大于能量的消耗，短期可导致血糖升高，长久则会引起超重和肥胖，导致胰岛素抵抗，使血糖更加难以控制。反之，能量的摄入小于能量的消耗，则会导致体重下降甚至消瘦及营养不良的发生。肥胖患者减重后可以改善胰岛素抵抗、改善血糖控制。建议超重肥胖患者按照每个月减少 1~2kg 的速度，3~6 个月减少体重的 5%~10%。（糖尿病患者每日所需总热量的计算见附录 7）

　　2. 主食定量，优选全谷物和低血糖生成指数食物。主食多富含碳水化合物，是影响餐后血糖水平的核心因素，其中全谷物和杂豆类等因富含膳食纤维、植物化学物，GI 较低（升糖指数指某种食物引起血糖升高的速度以及幅度，详细信息见第 14 条），且含有丰富的维生素 B_1、维生素 B_2 以及钾、镁等矿物质，更耐饥饿，可有效减缓餐后血糖波动，应占主食的 1/3 以上。

3. 多吃蔬菜，水果适量，种类、颜色要多样。蔬菜、水果中的抗氧化营养素有助于降低 2 型糖尿病发病风险。糖尿病患者的每日蔬菜摄入量不应低于健康成年人，每日蔬菜摄入量不宜低于500g，深色蔬菜占 1/2 以上。糖尿病患者可选择 GI 较低的水果，注意合理安排食用水果的时间，可选择两餐中间或者运动前、后吃水果，每次食用水果的数量不宜过多。

4. 清淡饮食，限制饮酒。糖尿病患者应培养清淡口味，每日烹调油使用量宜控制在 25g 以内，少吃动物脂肪，适当控制富

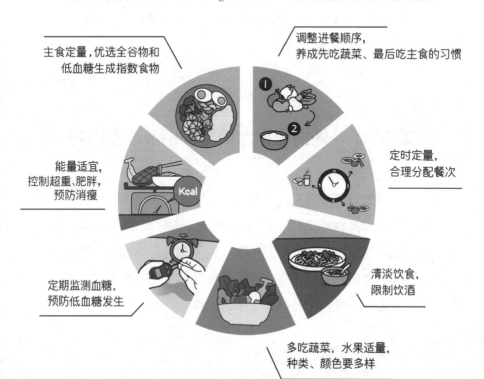

含胆固醇的食物，预防血脂异常。食盐用量每日不宜超过5g。同时，注意限制酱油、鸡精、味精、咸菜、咸肉、酱菜等含盐量较高的调味品和食物的使用。酒精会增加口服磺脲类药物的糖尿病患者发生低血糖的风险，不推荐糖尿病患者饮酒。

5. 定时定量，合理分配餐次。一日三餐要尽量定时定量，规律进食，两餐中间相隔时间以4~5h为宜，早、中、晚三餐的能量应控制在总能量的20%~30%、30%~35%、30%~35%。

6. 调整进餐顺序，养成先吃蔬菜、最后吃主食的习惯。按照蔬菜—肉类—主食的顺序进餐，有利于糖尿病患者短期和长期血糖控制。

7. 定期监测血糖，预防低血糖发生。糖尿病患者应根据需要有目的地进行血糖监测，以帮助了解饮食、运动和药物对血糖的影响，从而有针对性地调整治疗方案。

第14条　如何根据血糖生成指数选择食物

血糖生成指数（GI）是指与标准食物（葡萄糖或白面包）相比，进食某食物2h后升血糖的速度与能力，是衡量食物引起餐后血糖反应的一项有效指标。为了保持血糖稳定，糖尿病患者在选择食物的时候应注意选择低血糖生成指数（GI）的食物，并注意不同食物对餐后血糖的影响。

核心要点

1. 血糖生成指数与 2 型糖尿病的发生发展有一定的关系。长期摄入高 GI 食物可使机体对胰岛素的需求增加，并可增加患糖尿病的风险。

2. GI 值通常分为三类：低 GI 值＜55，中 GI 值 55~70，高 GI 值＞70。高 GI 的食物或膳食，进入胃肠后消化快，吸收率高，葡萄糖释放快，血糖升得高；而低 GI 的食物在胃肠内停留时间长，吸收率低，葡萄糖释放缓慢，葡萄糖进入血液后峰值低，下降速度慢，也就是血糖比较低，可减少餐后血糖波动，有助于血糖控制。常见食物 GI 值见附录 8。

3. 食物的 GI 值受到化合物的结构与类型、膳食纤维的含量、淀粉的物理状态、淀粉的糊化程度等的影响。

（1）化合物的结构与类型：一般单糖比多糖具有更高的升糖指数。如属于单糖的葡萄糖升糖指数高于属于多糖的淀粉。

（2）膳食纤维的含量：含量多，可减缓消化吸收，降低食物的升糖指数。如小麦麸皮中的膳食纤维比小麦粉中高，麸皮升糖指数比面粉低。

（3）淀粉的物理状态：谷类颗粒碾度越细，升糖指数越高。如精白面的升糖指数高于糙米面。

（4）淀粉的糊化程度：糊化程度越高，升糖指数越高。如大米粥的升糖指数高于蒸米饭的升糖指数。

4. 主食选择，优先选择粗杂粮。粗杂粮包括糙米、全麦粉、燕麦、玉米、荞麦、青稞、高粱米、红豆、绿豆、扁豆等。精制细粮包括白米饭、白馒头、白粥、白面包、白面条、饼干等。

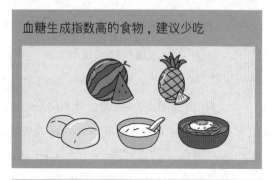

5. 水果选择，可以优先选择樱桃、李子、柚子、桃子、香蕉、梨、苹果、葡萄等，而西瓜、菠萝等水果和果干要注意限制摄入。

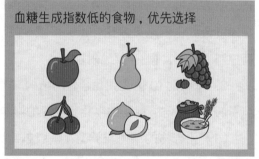

6. 尽量不吃或少吃单糖和双糖类食物，严格限制纯糖食品、甜点等的摄入量。

7. 合理搭配食物，降低摄入食物的总 GI 值。在选用高 GI 的食物时，可选择搭配低 GI 食物，既可以改善口感，又可以降低食物的血糖生成指数。多吃蔬菜可以降低整餐的血糖生成指数，有助于平稳血糖。

8. 选择科学的食物加工和烹调方法。精细的加工食物会使食物的血糖生成指数增高，尽量选取粗加工和简单的烹饪方法。

9. 所有食物都要注意食不过量。即使是低 GI 食物，如果食用过量（尤其是碳水化合物含量高的食物），也会加重餐后血糖负担；高 GI 食物并非完全限制食用，如土豆，可能对人体具有很好的营养（如低能量密度和高饱腹度），适当少食并通过合理搭配也能帮助维持血糖稳态。

10. 对一种食物的血糖反应在个体间会存在差异，因此，当糖尿病患者摄入新的种类食物时，应关注血糖的变化。

第 15 条　为什么提倡主食要多选粗粮

粗粮含有更多的膳食纤维，属于低升糖指数食物，能有效抑制人体对葡萄糖的吸收，从而达到辅助稳定血糖的效果。同时，粗粮种类很多，不同粗粮之间存在一定的差别，有些粗粮背后暗藏会让血糖上升的隐患。因此糖尿病患者应合理搭配粗粮，以达到稳定血糖的目的。

核心要点

1. 粗粮属于血糖生成指数低的食物，可以起到稳定血糖的作用；另外，粗粮具有更强的饱腹感，在胃里排空的速度比较慢，使得人们可以减少食物的摄入，从而控制一天的食物摄入总量。对于糖尿病患者，粗粮具有较好的控制血糖的作用。

2. 粗粮虽好，但仍不能吃多。一方面，相同重量的粗粮和细粮能量差别不大，所以糖尿病患者吃粗粮的量应该和吃精米白面的量一样，不能因为是粗粮而增加摄入量。另一方面，由于粗粮加工不充分，易引起消化不良，对于老年糖尿病患者不太友好；同时粗粮吃得太多还会影响身体对钙、铁、锌等矿物质的吸收。

3. 粗粮不"粗"，仍会有升血糖隐患。市场销售的一些粗粮馒头、粗粮饼干、全麦馒头，可能并不是真正由粗粮制成的，而是用白面和食品添加剂制成，同时可能还添加了糖、油、盐。这些粗粮食品，并不是糖尿病患者维持血糖稳定的好选择。

4. 巧选粗粮，合理烹饪，粗细粮搭配控制血糖。粗粮中，谷物（燕麦、黑米、糙米等）、豆类（绿豆、红豆、大豆等）、薯类（红薯、山药）等食物是较好的选择；另外，这些粗粮虽好，但不宜煮成熟烂的粥，这样对于血糖控制可能效果不大。粗粮和细粮合理搭配，如每天吃1～2顿粗粮或者每顿吃一半粗粮，可以起到良好的控糖效果。

第16条　糖尿病患者容易出现哪些饮食误区

科学饮食是糖尿病治疗的基础，也是糖尿病自然病程中任何阶段预防和控制不可或缺的措施。但是，关于糖尿病患者的饮食，现实生活中往往存在诸多误区，如不加以纠正，可能会影响糖尿病患者的血糖控制乃至病情发展。

核心要点

误区一：饮食控制 = 饥饿疗法

【解析】大多数糖尿病患者把饮食控制理解为控制饮食量甚至使自己处于饥饿状态，其实这种理解是错误的。饮食控制一方面为了限制摄入的总热量，另一方面要保持营养均衡全面，而不是让患者处于饥饿状态或禁食。长期处于饥饿状态，会使患者营养不良、消瘦、免疫力下降。糖尿病患者若能量摄入不足，还会导致血糖偏低：一方面，血糖太低，会出现全身乏力，甚至会发生晕厥和休克，严重危害身体健康；另一方面，血糖偏低会刺激体内升糖激素的分泌量增多，引起血糖的反跳性升高，反而不利于血糖的控制。

误区二：无糖食品可以随便吃

【解析】这种理解是错误的。根据我国食品安全标准，无糖食品是指每 100g 固体食物或 100ml 液体食物的含糖量不高于 0.5g；这里的糖是指蔗糖、葡萄糖、麦芽糖、果糖等单糖和双糖，同时还包括碳水化合物。无糖食品因为含糖量较少，升糖指数也较低，食用后一般不会引起血糖大幅度升高，因此受到糖尿病患者的喜爱。我国很多无糖食品的甜味都来自甜味剂，如木糖醇、山梨醇、麦芽糖醇、甘露醇等，这类物质的甜度比糖要高很多。而且，无糖食品只是不含蔗糖，但为了

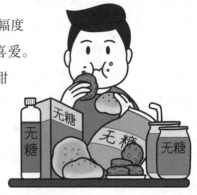

无糖食品也应限量

保证口感，其在制作过程中可能加入大量的油脂，热量有时一点也不比含糖食品低。因此，糖尿病患者可以适量食用无糖食品，但不宜过量食用。

误区三：水果含糖量高，糖尿病患者不能吃水果

【解析】这种理解是错误的。水果富含维生素，对于健康具有积极作用，同时部分水果富含多酚类物质，可改善体内葡萄糖稳态和胰岛素抵抗，对于减少糖尿病患病风险具有保护作用，而水果中的膳食纤维可降低葡萄糖的释放速率。因此，选择合适的水果对于糖尿病患者及高危人群健康是有益的。糖尿病患者吃水果时应注意以下几点：①吃水果的时机：糖尿病患者血糖控制比较理想的时候，可以进食水果；②水果的选择：可选择含糖量较低或者低 GI 的水果，可选择的水果有西瓜、苹果、梨、橘子、樱桃、草莓、猕猴桃；③控制摄入量及摄入时间：糖尿病患者每天可以进食 200g 左右水果，但同时应减少 25g 左右的主食，摄入时间可以选在两正餐中间或睡前一小时。

误区四：口渴了也不饮水

【解析】这种理解是错误的。糖尿病患者每天从尿液中排出的糖量取决于自身病情的状况，而与其饮水多少和排尿量无关。对于糖尿病患者来说，血糖过高时排尿量增加，使得糖分随尿液排出体外，当患者的尿量增加时，体内的水分流失导致神经中枢产生口渴的感觉。糖尿病患者如果喝水少，会使血液浓缩，过多的血糖和其他废物无法排出体外，导致血浆的渗透压升高，严重时会出现高渗性非酮症糖尿病昏迷。所以糖尿病患者应多喝水，每天至少饮水 1500ml。

误区五：少吃主食副食不限

【解析】这种理解是错误的。主食是血糖的主要来源，而包括肉类、蛋类、奶类等副食所含有的能量也不可忽视。主食主要的构成是碳水化合物，每克产生 4 kcal 热量，而副食中的蛋白质每克也产生 4 kcal 热量，而脂肪则产生 9 kcal 热量。如果摄入过多的蛋白质和脂肪，会有相当一部分通过糖异化作用转换为葡萄糖，因此副食摄入过多同样可使血糖升高。部分患者甚至认为可以用副食替代主食，其实这样反而会破坏膳食平衡，甚至会加重病情。

第17条　糖尿病患者外出就餐或点外卖时要注意什么

在外就餐或点外卖与家庭饮食相比，具有高油、高盐、高糖的特点。长期外出就餐或点外卖，容易摄入更多高能量密度和高脂肪的食物，导致超重肥胖、高血压、糖尿病。对糖尿病患者来说，首先应尽量减少外出就餐或点外卖，如不可避免，应提前做好应对，以保证血糖的稳定。

核心要点

1. 在外就餐或点外卖的饮食控制原则仍然是限制总能量摄入

并保持营养均衡。在此原则下，注意选取合适的食物、控制适宜的摄入量。

2. 餐馆的选择。糖尿病患者在外就餐时，应选取菜单齐全或者偏清淡风格的餐馆，以丰富可选择的食物。

3. 菜品的选取。选取菜品时，应注意饭菜的油盐量，并及时跟餐馆服务员或餐食卖家沟通菜品的油、盐、糖含量，选择油、盐、糖含量低的菜品，尽量多选鱼类和蔬菜，避免油炸食品和动物内脏。

4. 适量用餐，控制食物摄入量。明确自己的主副食量及种类，主食尽量选择淀粉含量低、纤维含量高的食物，副食选择少油、少盐、少糖菜品，主副食摄入均要限量，同在家用餐保持相同的食物摄入量。

5. 合理安排就餐时间。应尽量把时间安排在自己平常就餐时间，并避免等待过长的时间，如不能按时吃饭，则先食用水果或零食充饥。

6. 若在外就餐或点外卖导致膳食结构不合理，则需要在家庭饮食中进行相应的补充。同时，糖尿病患者就餐后应及时监测血糖水平，防止血糖波动。

第18条　糖尿病患者应如何科学合理运动

规律运动可增加糖尿病患者胰岛素敏感性、改善体成分及生活质量，有助于控制血糖、减少心血管危险因素。糖尿病患者应根据年龄、性别、体力、病情、有无并发症以及既往运动情况等，在医务人员的指导下，开展有规律的运动。选择适合自身的运动类型，合理把握运动强度、运动时间和运动频率，循序渐进并长期坚持，以达到控制血糖、促进健康的目的。

核心要点

1. 适合糖尿病患者的运动方式有以下三种类型：有氧运动、抗阻力运动、屈曲和伸展运动。

（1）有氧运动是适合大多数糖尿病患者的运动，是指强度小、节奏慢、运动后心脏跳动不过快、呼吸平缓的运动，如散步、慢跑、游泳、打太极拳、骑自行车等。

（2）抗阻力运动指各种锻炼肌肉力量的运动，负荷强度高、瞬间性强，配合有氧运动可获得更好的运动效果。常见的抗阻力运动有举重、举哑铃、投掷、肌力训练等。

（3）屈曲和伸展运动，即准备和放松运动，特点是运动缓慢、柔和、有节奏，目的在于预防运动中肌肉和关节损伤，适合作为运动前后的准备和拉伸。

2. 运动强度应相对固定，切忌忽大忽小。成年 2 型糖尿病患者每周至少进行 150 min 中等强度的有氧运动。如无禁忌证，每周最好进行 2～3 次抗阻运动（两次锻炼间隔≥48h），锻炼肌肉力量和耐力。

3. 糖尿病患者可以通过以下两种方法判断中等运动强度。

（1）通过心率判断：运动时心率达到最大心率的 60%～70%

时的运动强度即为中等运动强度。最大心率 =220- 年龄。

（2）通过运动者自觉疲劳程度判断：进行中等运动时，呼吸和心跳稍有加快，呼吸不急促，微微出汗，可以正常说话但不能唱歌，感觉稍累，运动后次日不觉疲劳。

4. 灵活掌握运动时间，以不疲劳为原则。每次连续运动时间一般不能少于 20min，以 30～60min 为宜，最长不宜超过 1h，包括 10～15min 的热身运动和 5～10min 的整理运动。

5. 糖尿病患者运动中的注意事项。

（1）运动前，选择喜欢的方式热身，一般持续 5～10min，以提高心血管系统对运动的适应性，避免拉伤等问题的发生。

（2）运动中注意及时补水，注意心率变化及感觉，如轻微喘息、出汗等，以掌握运动强度。

（3）运动即将结束时，再做 5～10min 的恢复整理运动，如弯弯腰、踢踢腿等，使心率降至运动前水平，不要突然停止运动。

（4）运动前后要加强血糖监测，观察身体反应。仔细检查双脚，如发现红肿、青紫、水疱、血疱、感染等，应及时请专业人员协助处理。

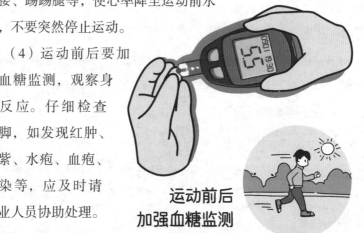

运动前后
加强血糖监测

第19条　糖尿病患者运动时应做好哪些准备

为了避免在运动过程中可能会发生一些急性并发症，糖尿病患者运动时应该随身携带处理低血糖的物品，如糖块、饼干等，并携带身份证、病情卡。选择安全的运动场地，避免单独行动。锻炼时宜穿宽松、鞋底柔软舒适、透气性好的鞋。选择合适的衣服，防止身体暴晒、中暑或体温下降。

核心要点

1. 糖尿病患者宜在相关专业人员指导下进行运动。运动前进行必要的健康评测和运动能力评估，如心肺功能评估、柔韧度评估，选择患者喜欢且适合的运动方式，安全、科学运动。

2. 病情卡对糖尿病患者应对在运动中出现低血糖或其他紧急情况非常重要。糖尿病患者要养成随身携带的习惯，卡片上应说明自己是糖尿病患者，并准确写上自己的姓名、年龄、工作单位、家庭住址、联系人、联系人电话号码，卡片应置于易被发现的部位（最好是胸前，如同戴胸卡）。

3. 糖尿病患者运动时由于能量的消耗，易出现低血糖的现象。因此，要随身携带一些饼干、糖果、巧克力、含糖饮料和水，防止低血糖的发生。若发生运动性低血糖（乏力、头晕、心慌、胸闷、憋气、出虚汗，以及腿痛等不适），立即停止运动，并进食随身携带的食品，一般休息 10min 左右症状即可缓解。若 10min 后未缓解，可再吃些食物，并及时到医院就诊。

4. 科学选择服装和鞋。运动时穿宽松的衣裤、柔软的棉线袜、合适的运动鞋。

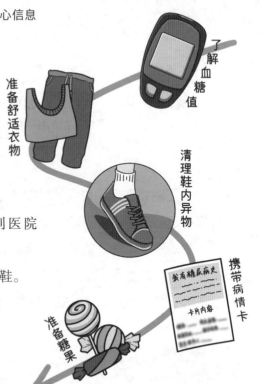

了解血糖值

准备舒适衣物

清理鞋内异物

携带病情卡

患有糖尿病史
卡片内容

准备糖果

第 20 条　哪些糖尿病患者不宜进行运动

大多数糖尿病患者需要进行适当的运动来控制血糖，延缓糖尿病及慢性并发症进展。但是，并不是所有的糖尿病患者在任何情况下都适合进行运动锻炼。只有在糖尿病的控制状态不是太差且不存在可能会因运动而加重的并发症或合并症时，运动疗法才是合适的。

核心要点

1. 血糖不稳定、反复出现低血糖反应或血糖波动过大者，不宜进行运动治疗。应先根据饮食、用药和血糖监测情况，及时调整治疗方案，等血糖稳定后，再进行适当运动。

2. 严重的 2 型糖尿病患者空腹血糖或餐后 2h 血糖超过 16.7mmol/L，胰岛素用量大，病情波动较大者不宜进行体能运动。运动可能导致血液中有额外的乳酸堆积，脂肪分解亢进，酮体堆积，使病情进一步恶化，应暂时禁止体育运动。

3. 空腹血糖低于 5.5mmol/L 的患者不宜运动。运动中伴随能量消耗，血糖会进一步下降，如果叠加了降糖药物的作用，且未能及时补充碳水化合物，患者极易发生低血糖，严重情况下可诱发心脑血管意外。

4. 糖尿病有急性合并症，如急性心肌梗死、频发心绞痛、严重心律紊乱、心力衰竭、急性脑血管意外（脑出血、脑梗死）、肝功能不全、肾功能不全等应禁忌运动疗法。

5. 糖尿病有急性并发症，如各种急性感染、发热、活动性肺结核、糖尿病酮症、糖尿病酮症酸中毒、糖尿病高渗性昏迷、糖尿病乳酸性酸中毒、急性眼底出血等应禁忌运动疗法。

6. 有严重糖尿病肾病、严重高血压病、严重的缺血性心脏病、增殖性或严重的非增殖性视网膜病变等并发症的患者不适合运动疗法。

第21条　如何防止运动性低血糖的发生

　　运动可以辅助糖尿病患者降低血糖，但运动强度过大很可能导致低血糖的发生。因此，糖尿病患者运动前应准备好随身物品，定时定量、科学合理地进行运动，运动后进行血糖监测，防止低血糖的发生。

核心要点

　　1. 运动性低血糖是指在运动中或运动后因为血糖降低导致的头昏、恶心、呕吐、冷汗等不适现象，会影响心脏功能，诱发心律失常、心绞痛或急性心肌梗死等疾病。

　　2. 糖尿病患者运动要定时定量。①运动时间要相对固定，一般在饭后半小时到两小时参加运动较为合适，此时血糖相对较高，运动时不容易发生低血糖。②运动强度应固定，切忌忽大忽小。

　　3. 运动前注射胰岛素的部位最好在肌肉运动少的腹部，尽量不要选四肢等运动时要剧烈活动的部位。因为如果注射在四肢，运动会加快胰岛素的吸收，就有可能造成低血糖。

　　4. 为预防运动性低血糖的发生，建议在进行运动时，身上常备些快速补糖食品（如糖块、含糖饼干等），以便及时补充糖分，预防低血糖昏迷的发生。有条件的话，可在运动前后用血糖仪各测一次血糖，不仅可以及时发现低血糖，也可以了解哪种运动形式、多大运动量可以降低血糖及降糖程度。掌握自己对不同运动类型的血糖反应。

5. 运动时如果出现低血糖，立即停止运动，并进食随身携带的食品，一般休息10min左右低血糖症状即可缓解。如果10min后低血糖症状未缓解，可再吃些食物，并请求其他人通知你的家人或直接送你到医院进行治疗。

第 22 条　糖尿病患者容易出现哪些运动误区

运动贯穿于糖尿病整个治疗期，科学合理的运动有助于促进糖尿病患者的血糖控制。但是，现实生活中关于糖尿病患者的运动，也存在着诸多的认知误区，如不加以纠正，可能会影响糖尿病患者的血糖控制，甚至危及运动安全。

核心要点

误区一：运动可有可无，降糖主要靠药物

【解析】有些患者错误地认为运动没有多大用处，只要按时用药控制饮食即可。运动疗法对于2型糖尿病患者来说具有药物所不可替代的重要的治疗作用。运动能够消耗热量、减轻体重、降低血糖；长期中等强度的运动训练还能减少各种糖尿病并发症的危险因素。因此，应当以科学的态度积极对待。

误区二：空腹运动更好

【解析】糖尿病患者空腹运动是非常危险的。因为糖尿病患者在空腹状态下的血糖值最低，且没有能量摄入，此时运动很容易引起低血糖反应，还容易诱发心脑血管疾病。

误区三：做家务就等同于做运动

【解析】运动讲究强度、时间、频度和方式，做家务运动强度较低，属于轻体力劳动，实际上消耗的能量很少。体力劳动的动作比较单一，全身各部分肌肉的负担轻重不均，而运动却可以有目的地让全身肌肉得到活动，特别是加强劳动中活动不多的部位的锻炼。

误区四：饭后立即运动降糖效果好

【解析】不建议饭后立即运动。饭后立即运动会使交感神经兴奋，从而抑制胃肠蠕动，引起消化不良。饭后立刻运动还会导致肾上腺激素、去甲肾上腺激素、皮质醇激素的水平明显升高，这些激素都有拮抗胰岛素的作用。进餐后血糖会明显升高，这个时候就需要体内分泌胰岛素降血糖，饭后立刻运动拮抗胰岛素的激素分泌增多，导致胰岛素作用下降就会出现餐后血糖一过性升高。建议患者在饭后一小时再开始运动，避免消化不良、餐后血糖一过性升高的情况出现。

第23条 糖尿病患者为什么应及早戒烟

建议所有的糖尿病患者不要吸烟及使用其他烟草类产品和电子烟，并尽量减少二手烟暴露。对于吸烟和使用电子烟的糖尿病患者，应及早戒烟，在戒烟期间应加强体重管理。

核心要点

1. 烟草燃烧的烟雾中含4000多种已知的化学物质，主要有害物质有尼古丁、焦油、一氧化碳、放射性物质和刺激性化合物。这些有害物质部分停留在肺部，部分进入血液循环，流向全身，过量吸入则会严重损伤人体的心脑血管系统和呼吸系统，从而诱发冠心病、慢性阻塞性肺疾病等慢性病和癌症。

2. 吸烟不仅是导致癌症、呼吸系统和心脑血管系统疾病的重要危险因素，也与糖尿病及其并发症的发生发展密切相关，增加其发生风险，尤其是大血管病变。电子烟也可能引起肺损伤、血管内皮功能障碍及氧化应激等。

3. 戒烟能使高密度脂蛋白胆固醇水平升高而降低低密度脂蛋白胆固醇，从而有利于预防糖尿病并发症，此外戒烟还能延缓糖尿病肾病的发展，显著降低心血管疾病发生率及全因死亡率。

4. 患者在戒烟期间应注意体重管理。糖尿病患者常存在易饥

症状，戒烟后尼古丁的食欲抑制作用
解除，进食增加以及肠道菌群的改
变，导致体重增加。这一作用随着
时间延长会逐渐减弱，在3~5年后
基本消失，但并不能掩盖戒烟对糖
尿病患者的有益影响及长期获益。

第24条　糖尿病患者为什么禁止饮酒

　　饮酒对2型糖尿病患者血糖控制无益。酒精除能量外，不
含其他营养素，空腹饮酒可导致低血糖，长期饮酒可增加或提
前出现并发症。糖尿病患者应禁止饮酒，若饮酒需要计算酒精
中所含的总能量，并在当餐中减少相应能量的主食。

核心要点

　　1. 酒精除了高热量不含任何其他营养素，除了带来能量之外
更多的是对身体的毒性作用，对肝脏、心血管和骨骼健康都有潜
在不利影响。

　　2. 糖尿病患者原则上禁止饮酒，防止造成血糖波动。酒精会
干扰肝脏释放葡萄糖的过程，增加胰岛素的分泌，导致血糖水平
下降，影响血糖控制。饮酒会扰乱正常膳食和用药，在饮酒时往

往伴随大量食物摄入，导致总能量摄入过多，从而引起血糖升高。

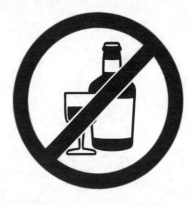

3. 糖尿病患者若要饮酒，女性一天饮酒的酒精量不超过 15g，男性不超过 25g（15g 酒精相当于 350ml 啤酒、150ml 葡萄酒或 45ml 蒸馏酒），每周饮酒不超过 2 次。

4. 酒精会直接导致低血糖，尤其是服用磺脲类药物或注射胰岛素及胰岛素类似物的患者。应避免空腹饮酒并严格监测血糖。

第五章

糖尿病患者的心理健康

第 25 条　为什么心理健康有助于
血糖的控制

　　糖尿病是一种心身疾病，心理因素对其发生、发展、治疗效果及预后均起到重要作用。心理健康是糖尿病治疗和自我管理的重要组成部分，良好的心理健康状态有助于糖尿病患者控制病情，提高生活质量。

核心要点

　　1. 糖尿病患者要注意自己的感受，识别自己的情绪变化及其诱因、自我管理中存在的困难或变化等，不应隐瞒或采取回避的态度，而应积极进行心理调适。

　　2. 为了控制病情的发展、延迟并发症的出现，糖尿病患者需要遵医嘱进行长期且严格的自我管理，可能改变了患者原本的生活方式、饮食习惯甚至正常的社交，不仅降低了患者自我管理的信心，还会产生不同程度的心理负担和负性情绪，影响患者的心理健康，严重时还会引发心理问题。

　　3. 心理问题会影响患者的认知、感受、处理压力以及执行的能力，使坚持糖尿病治疗计划变得更加困难，不利于血糖控制，容易导致血糖波动和糖尿病并发症等。

对于糖尿病高危人群，不良情绪或持续的心理应激会导致胰岛素分泌紊乱从而诱发糖尿病。

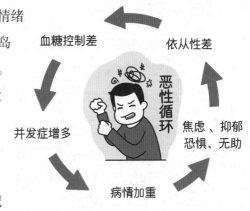

4. 良好的心理健康状态有助于患者正确认识糖尿病，提高依从性，更容易坚持监测血糖、注意健康饮食、进行体育锻炼、记住服药等。

5. 心理状态良好的患者糖尿病控制效果更优，伴有焦虑、抑郁的糖尿病患者血糖控制难度及并发症发生风险均增加，应定期规范筛查，评估糖尿病相关并发症。

第 26 条 糖尿病患者容易出现哪些心理问题

糖尿病患者常见的心理问题包括糖尿病痛苦、糖尿病合并抑郁、糖尿病合并焦虑、进食障碍等，此外还可能存在睡眠障碍、认知障碍或严重精神疾病。糖尿病患者平时要对自己的情绪和身体反应保持敏感性，早期识别心理问题。

核心要点

1. 糖尿病痛苦并非糖尿病的合并症，而是患有糖尿病的一种情感预期反应，是因与糖尿病这种高需求的慢性疾病长期斗争而产生的焦虑、过分关切、恐惧和被威胁等负性情绪。造成的原因包括糖尿病严格的自我管理、多种并发症的威胁、潜在的身体机能丧失及患者对是否能得到优质护理的担忧等。严重的糖尿病痛苦不仅导致糖化血红蛋白（HbA_{1c}）值升高，还可能会影响药物治疗和生活方式治疗的效果。

2. 抑郁症，会导致悲伤的感觉，并且会使患者经常对过去喜欢的活动失去兴趣。但抑郁症不仅是心情不好，还包括：暴饮暴食或根本不想吃东西，无法入睡或睡得太多，难以集中注意力或做出决定，感觉疲倦、绝望、易怒或内疚，有疼痛、头痛、痉挛或消化问题，有自杀或死亡的念头等，妨碍工作、生活和管理糖尿病，增加并发症发生的风险。

3. 糖尿病患者的焦虑由多种因素引起，如对并发症、胰岛素注射、服用药物或低血糖表现出焦虑、担忧或恐惧。患者常见的焦虑类型有低血糖恐惧（FoH）、体像障碍、强迫症等。

（1）低血糖恐惧（FoH）的根源是无症状性低血糖发作，患者常常对增加胰岛素剂量的治疗方案有抵触情绪，也可能盲目增加测血糖次数。

（2）体像障碍指患者对自己外表不满并存在想象的缺陷，甚至将轻微缺陷夸大，这种想法使患者产生烦躁、易怒、自卑、敏感等不良情绪，还可能导致患者过分节食。

（3）患强迫症的糖尿病患者可能会有过多的自我管理行为，如频繁测血糖、过度运动，也可能会反复说自己没有预防并发症的能力。

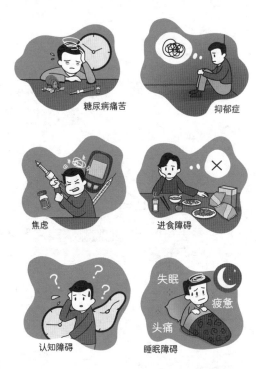

糖尿病痛苦

抑郁症

焦虑

进食障碍

认知障碍

睡眠障碍

失眠　疲惫　头痛

4. 进食障碍在 2 型糖尿病患者中常表现为神经性厌食、暴饮暴食（过量食物摄入并伴有失控感，甚至进食后常以刺激咽喉呕吐来达到减轻体重的目的），对于接受胰岛素治疗的患者可能还会故意漏用胰岛素。

5. 认知障碍（如注意力、记忆和逻辑障碍）、严重精神疾病导致的思维和判断力异常，可能会使患者难以坚持或做到监测血糖、饮食治疗和规律运动。

6. 睡眠障碍包括睡眠中断、阻塞性睡眠呼吸暂停、失眠和睡眠混乱，可能由糖尿病管理需求干扰正常睡眠（如夜间血糖监测等）并对睡眠不佳感到担忧引起，可能会影响糖尿病患者自我管理的参与，影响血糖控制目标的实现。

第 27 条　糖尿病患者如何进行心理健康筛查

糖尿病患者日常中要关注自身的情绪和身体反应，如果不良心理状况持续 1～2 周，可利用心理量表进行初步的筛查。心理量表可以有效地监测糖尿病患者的情绪和心理健康，但量表的得分不能代表诊断结果，建议得分异常的患者及时咨询糖尿病专科医生，由糖尿病专科医生诊断或在其建议下转诊至专业的心理门诊。

核心要点

1. 当怀疑自己出现心理问题时，可尝试利用一些与年龄相适应的、经验证有效的问卷 / 量表进行心理问题的筛查及初步判定，如糖尿病相关问题量表（PAID）、焦虑自评量表（SAS）、抑郁自评量表（SDS）等（见附录 9）。注意量表的答案并无对错之分，且仅靠筛查不能确诊，需根据阳性结果进一步咨询和评估。

2. 出现以下情况的糖尿病患者，建议进行心理健康筛查。

（1）长时间未达到治疗目标和 / 或出现糖尿病并发症的糖尿病患者，进行糖尿病痛苦情况筛查。

（2）糖尿病前期患者（尤其是肥胖的患者）、2 型糖尿病患者（特别是报告有抑郁症史或 65 岁以上患者）每年进行 1 次抑郁症筛查。

（3）患者对糖尿病并发症、胰岛素注射或静脉输液、服药和（或）与自我管理相关的低血糖发作风险表现出焦虑和担忧，以及有非理性想法或不愿意社交时，进行焦虑状况筛查。

（4）通过患者自己叙说的用药、饮食计划、体育运动，存在无法解释的高血糖和体重减轻时，进行进食障碍筛查。

（5）建议 65 岁以上的糖尿病患者在初诊时及以后的随诊中每年进行 1 次认知功能的筛查，另外有认知障碍的患者、经历严重低血糖的患者和老年人也应进行认知障碍筛查。

3. 需要转诊至精神健康服务机构进行再次评估或治疗的情况。

（1）在经验证的筛查工具上对抑郁症状、糖尿病痛苦、焦虑、低血糖恐惧或认知障碍进行筛查时阳性。

（2）存在进食行为紊乱、进食障碍或进食模式紊乱的症状或疑似症状。

（3）发现故意遗漏胰岛素或口服药物导致减重。

（4）怀疑严重精神疾病。

（5）有行为自理困难、因糖尿病酮症酸中毒反复住院、未能达到预期发育里程碑或严重抑郁的青年和家庭。

（6）执行糖尿病自我诊治行为的能力下降或受损。

（7）接受减重或代谢手术之前和手术之后，如果评估显示需要持续调整。

4. 如果有心理问题，且经健康教育后仍然无法缓解，建议尽早咨询专业医生或心理专家以获取个性化的建议和支持，这对心理健康和糖尿病都有好处。一些有效的心理治疗，如认知行为疗法、支持疗法、情绪调节技能等方法可在专业人士指导下以个人或团体的形式缓解糖尿病患者的心理问题。

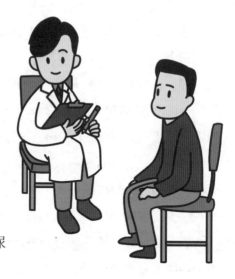

第 28 条　糖尿病患者如何自我应对心理问题

心理问题的积极应对能提高患者应对糖尿病相关问题的能力，更好地改善情绪障碍及糖代谢状态，有助于提高生活质量和糖尿病的控制，是预防糖尿病有效且收益高的方法。

核心要点

1. 正念减压法是一个方便糖尿病患者居家进行自我心理调适的方法，其作用包括注意力调节、身体感知、情绪调节、对自我看法的改变，可增加糖尿病患者对饮食、运动等日常自我管理行为的接纳，从而增加患者对治疗和健康行为的依从性，降低血糖、改善症状。具体方法包含身体扫描、正念呼吸、正念静坐、正念行走、正念瑜伽、正念进食以及日常生活中的正念练习等，持续8周（见附录10）。患者可以通过网络寻找视频、音频资料练习。

2. 多维度的社会心理支持是糖尿病患者应对心理压力、排解情绪的有效手段。要学会向医生、家人和朋友倾诉，如告诉他们你的担忧、管理糖尿病遇到的困难等，让他们了解你真实的状况，知道如何和何时需要提供帮助，如提醒你服药、和你一起锻炼或帮助你监测血糖等。

3. 可以加入糖尿病管理小组，跟其他糖尿病患者交流经验、一起接受干预，这种同伴支持模式能更有效地缓解糖尿病患者的心理问题，有助于提高心理弹性，使患者具有正确应对和良好适应的能力。

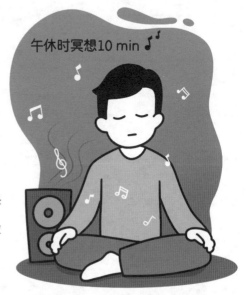

午休时冥想10 min

4. 糖尿病患者还可以采取其他方法来维持心理健康。

（1）合理设定糖尿病控制目标，正向思考，减少精神压力。

（2）做些分散注意力或释放压力的事情，如培养兴趣爱好、听音乐放松、读小说、运动、瑜伽、舞蹈和其他体育运动也有助于改善患者的心理精神状态。

（3）深呼吸：选择空气清新的地方反复尽力吸气然后尽力呼出，保持节奏舒缓，不必强求自己，每次 3～5min。

（4）肌肉放松训练：手紧握成拳持续 5～10s，再把拳头缓缓地放开，让肌肉尽量放松；颈部尽量往前或往后至肌肉紧张状态持续 5～10s，再缓慢回归自然位置让肌肉缓慢放松。

（5）尝试将引起负性情绪或其他心理问题的原因记录下来，按照影响程度逐一寻找解决方法。

第六章

糖尿病药物治疗

第 29 条　糖尿病的药物治疗有何作用

糖尿病患者经过饮食和运动治疗，血糖的控制仍不能达到治疗目标时，就需要联合药物进行治疗。药物治疗可以帮助糖尿病患者达到更好的血糖控制目标，减少高血糖对身体的损害。常用的糖尿病治疗药物包括口服降糖药物和注射类降糖药物两大类。糖尿病患者须在医生的指导下合理选择药品种类和剂量，在启动药物治疗后应严格遵医嘱用药。

核心要点

1. 2 型糖尿病是一种进展性疾病。随着病程的进展，胰岛 β 细胞功能逐渐下降。当单纯的生活方式调节已经不能使血糖控制达标时，机体对外源性血糖控制手段的依赖逐渐增大，临床上就需要使用口服降糖药物，或者口服降糖药物和注射类降糖药物联合治疗。

2. 药物治疗可以帮助糖尿病患者将血糖控制在正常范围，从而降低心血管病、眼病、肾病等并发症的发生风险。另外，通过减少血糖波动，药物治疗还可以提高患者的生活质量和预防低血糖事件的发生。

3. 营养治疗和运动治疗是生活方式管理的核心，是控制高血糖的基础治疗措施。糖尿病患者即使已开始进行药物治疗，也要将营养治疗和运动治疗贯穿于糖尿病管理的始终。

4. 药物治疗必须在医生的指导下合理选择药品种类和剂量。同时，患者本人及其家属也要了解药物的有关不良反应、服药方法与注意事项等，以便减少药物治疗中不良事件的发生。患者应定期复诊，遵循医生的建议进行血糖监测和药物使用，以达到良好的血糖控制和预防并发症的目标。

第 30 条　治疗糖尿病的药物有哪些

治疗糖尿病的药物可以分为口服降糖药物和注射类药物两大类。口服降糖药物主要包括双胍类药物、磺脲类药物、α-葡萄糖苷酶抑制剂和增敏剂等。注射类药物需要通过皮下注射的方式给药，包括胰岛素和胰高糖素样肽 -1 受体激动剂。不同类型的药物有不同的适应证和禁忌证，糖尿病患者应根据医生的建议选用适合自己的药物，并严格按医嘱使用药物。

核心要点

1. 口服降糖药物主要有以下几种。

（1）双胍类药物，通过减少肝脏葡萄糖的输出和改善外周胰岛素抵抗而降低血糖。目前临床上主要是盐酸二甲双胍。二甲双胍是 2 型糖尿病患者控制高血糖的一线用药和药物联合中的基本用药，主要不良反应为胃肠道反应。从小剂量开始并逐渐加量是减少其不良反应的有效方法。

（2）磺脲类药物，如格列本脲、格列美脲、格列齐特、格列吡嗪和格列喹酮，是通过刺激胰岛 β 细胞分泌胰岛素，增加体内的胰岛素水平而降低血糖。磺脲类药物如果使用不当可导致低血糖，特别是老年患者和肝、肾功能不全者；磺脲类药物还可导致体重增加。

（3）格列奈类药物，如瑞格列奈、那格列奈和米格列奈，是通过刺激胰岛素的早时相分泌而降低餐后血糖，也有一定降空腹血糖的作用。格列奈类药物的常见不良反应是低血糖和体重增加，但低血糖的风险和程度较磺脲类药物轻。

（4）噻唑烷二酮类（TZD），如罗格列酮和吡格列酮及其与二甲双胍的复方制剂，是通过增加靶细胞对胰岛素作用的敏感性而降低血糖。噻唑烷二酮类药物单独使用时不增加低血糖风险，但与胰岛素或胰岛素促泌剂联合使用时可增加低血糖风险。体重增加和水肿是噻唑烷二酮类的常见不良反应，这些不良反应在与胰岛素联合使用时表现更加明显。

（5）α - 糖苷酶抑制剂，如阿卡波糖、伏格列波糖和米格列醇，通过延缓碳水化合物在小肠上部的分解而降低餐后血糖，适用于以碳水化合物为主要食物成分的餐后血糖升高的患者。α - 糖苷酶抑制剂的常见不良反应为胃肠道反应（如腹胀、排气等）。从小剂量开始，逐渐加量是减少不良反应的有效方法。

（6）二肽基肽酶Ⅳ抑制剂（DPP-4i），如西格列汀、沙格列汀、维格列汀、利格列汀和阿格列汀，是通过增加胰岛素分泌，抑制胰高糖素分泌降低血糖。DPP-4i 的不良反应发生率低，可能出现超敏反应、头痛、上呼吸道感染等。

（7）钠－葡萄糖共转运蛋白2抑制剂（SGLT2i），目前在我国上市的 SGLT2i 有达格列净、恩格列

口服降糖药

注射类药物

1）双胍类药物
2）磺脲类药物
3）格列奈类药物
4）噻唑烷二酮类（TZD）
5）α-糖苷酶抑制剂
6）二肽基肽酶Ⅳ抑制剂（DPP-4i）
7）钠-葡萄糖共转运蛋白2抑制剂（SGLT2i）

1）胰岛素

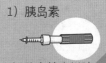

2）胰高糖素样肽-1受体激动剂（GLP-1RA）

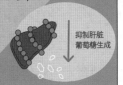

抑制肝脏葡萄糖生成

净、卡格列净和艾托格列净，是一类近年受到高度重视的新型口服降糖药物，可抑制肾脏对葡萄糖的重吸收，降低肾糖阈，从而促进尿糖的排出。SGLT2i 的常见不良反应为泌尿系统和生殖系统感染及与血容量不足相关的不良反应，糖尿病酮症酸中毒是其罕见的不良反应。

2. 注射类药物需要通过皮下注射的方式给药，可以使用胰岛素注射器或胰岛素泵等设备进行，使用时需要根据医生的指导和处方进行，确保正确的用量和用法。

3. 注射类药物包括以下几种。

（1）胰岛素：根据作用特点的差异，可分为超短效胰岛素类

似物、常规（短效）胰岛素、中效胰岛素、长效胰岛素、长效胰岛素类似物、预混胰岛素、预混胰岛素类似物以及双胰岛素类似物。不同剂型的胰岛素各有特点，需要在医生的指导下合理选择。

（2）胰高糖素样肽 –1 受体激动剂（GLP–1RA）：通过刺激胰岛素分泌和抑制胰高糖素分泌，同时增加肌肉和脂肪组织葡萄糖摄取，抑制肝脏葡萄糖的生成而发挥降糖作用，并可抑制胃排空，抑制食欲。GLP–1RA 可有效降低血糖，能部分恢复胰岛 β 细胞功能，降低体重，改善血脂谱及降低血压。GLP–1RA 可单独使用或与其他降糖药物联合使用。

4. 遵医嘱用药对于糖尿病患者来说至关重要。患者应该按时按量服用药物，并定期复诊，与医生共同制定合理的治疗方案。同时，糖尿病患者还应注意饮食控制、体育锻炼和生活习惯的调整，以达到良好的血糖控制和预防并发症的目标。

第 31 条　如何正确储存和注射胰岛素

胰岛素治疗是糖尿病管理中不可或缺的组成部分，不同剂型的胰岛素各有特点，需要在医生的指导下合理选择。胰岛素注射技术是实施胰岛素治疗的基础，糖尿病患者应掌握正确的胰岛素储存和注射技术。

核心要点

1. 胰岛素治疗是控制高血糖的重要手段。2 型糖尿病患者虽不需要胰岛素来维持生命，但当口服降糖药效果不佳或存在口服药使用禁忌时，则需使用胰岛素，以控制高血糖，以减少糖尿病并发症的发生风险。在某些时候，尤其是对病程较长的糖尿病患者，胰岛素治疗可能是最主要的，甚至是必需的控制血糖措施。

2. 胰岛素的正确存放应注意以下几点。

（1）未开封胰岛素的保存：应存放在 2～8℃的冰箱中。切记不要把胰岛素放在冰箱的冷冻层，即使 0℃的保鲜冷冻层也不行，因为低于 2℃时，胰岛素会出现结晶，失去生物学效应，即使解冻，也不能恢复其生物学效应。冷藏下的胰岛素可以保存至有效期，过期应废弃。

（2）已开封胰岛素的保存：开封后的胰岛素不能放回冰箱保存，应存放在室温（25℃）、干燥、避光处。远离诸如热饮、电脑、电风筒等正在散发热量的热源。注明开封时间，务必在 4 周内用完，超过 4 周应废弃。

（3）准备注射时，应提前拿出备用：为减少注射时的疼痛，胰岛素应提前从冰箱拿出，在室温处放置 30～60min 再注射。

3. 胰岛素注射部位的选择：腹部、大腿外侧、上臂外侧和臀部外上侧是人体适合注射胰岛素的部位。当皮肤表面到肌肉的距离小于或等于针头长度时，需要捏皮或调整注射角度，以提高注射安全性。胰岛素注射可能会出现脂肪增生、脂肪萎缩、疼痛、出血、淤血和特发性皮肤色素沉着等并发症，为了尽可能减少并发症的发生，需定期轮换注射部位，包括不同注射部位之间的轮换和同一注射部位内的轮换。

4. 规范的胰岛素注射步骤见附录 11。

5. 胰岛素注射的注意事项。

（1）避免针头重复使用：① 首先，胰岛素注射针头重复使用会使胰岛素注射针头出现毛刺、倒钩或弯曲，这会使注射部位出现出血或擦伤，造成注射部位的微创伤，且在注射部位易形成皮下组织增生和硬块，从而影响胰岛素吸收，不利于血糖控制，还会增加注射时的疼痛感。② 其次，胰岛素注射针头多次重复使用大大增加了断针的概率，还

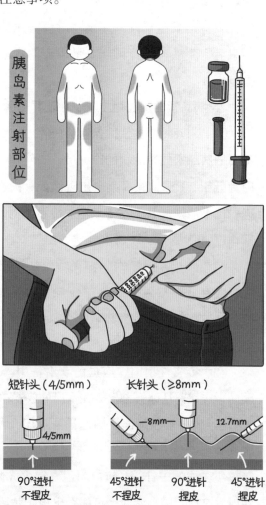

胰岛素注射部位

短针头（4/5mm）

长针头（≥8mm）

4/5mm

90°进针
不捏皮

─8mm─　12.7mm

45°进针
不捏皮

90°进针
捏皮

45°进针
捏皮

有可能使针尖部分折断在人体内从而引起严重后果。重复使用后，针头中残留的药液不仅形成结晶还会堵塞针头，还会污染笔内的药液和改变胰岛素的浓度，会出现胰岛素剂量注射不准确的危险。

（2）废弃针头的处理：使用后的针头沾有血液或生物性物质，已经不能简单归类为生活垃圾，处置不规范不仅会对环境造成污染，还会危害民众身体健康。因此，建议患者在胰岛素注射完毕拧下胰岛素注射器针头，将废弃针头置于专业锐器回收盒，在下次开药时带到医院交给医护人员集中处理，这样既可以避免医疗锐器流入生活垃圾污染环境、对其他民众产生危害，也避免了患者及家属在家中发生不必要的刺伤。

第 32 条　糖尿病患者容易出现哪些用药误区

糖尿病患者在药物治疗过程中通常存在多种误区，尤其容易受到虚假广告的影响。在药物治疗过程中，糖尿病患者需要注意纠正错误观念，遵医嘱科学、规范用药，切忌随意用药或停药，以免出现血糖过高或过低现象，不利于病情的控制。

核心要点

误区一：血糖稳定就可以停药了

【解析】糖尿病是一种终身性疾病，需要终身治疗。糖尿病的治疗目标之一就是维持血糖的稳定。虽然血糖稳定是一个重要的指标，但并不意味着血糖稳定就可以停药。血糖稳定可能是通过药物治疗、饮食控制和生活方式改变等多种方式实现的。即使血糖水平稳定，此时停药可能会导致血糖再次升高，增加并发症的风险。此外，停药还可能导致胰岛素抵抗性增加，使得后续治疗更加困难。所以，糖尿病患者应该按医生的嘱托继续用药，并定期复诊，与医生共同制定合理的治疗方案。只有在医生的指导下，根据病情和血糖控制情况，才能适时调整药物的剂量或停药。

误区二：只要是降糖药就能用

【解析】对于糖尿病患者来说，使用降糖药是治疗糖尿病的一种重要手段，但并不是所有的降糖药都适用于所有的糖尿病患者。降糖药物根据功能和作用机制的不同可以分为多种类型，因此根据糖尿病的类型、患者身体状况的不同，选择的降糖药物是不同的。糖尿病患者应该在医生的指导下科学、合理地选择降糖药物，这样才能实现控制疾病发展的目的。如果认为是降糖药就能控制血糖，而不是先了解药物的类型就胡乱使用，有时不仅起不到控制血糖的效果，反而会贻误病情。

误区三：偏方更有效

【解析】控制血糖时正确用药很重要，而利用偏方来改善疾病是常见的误区，特别是上了年纪的老年人面对身体的疾病都变得比较急躁，所以更容易相信所谓的"偏方"，到最后不仅没有任何的疗效，反而还耽误了治疗，甚至直接危及自己的生命健康。有些"偏方"吃了后降糖效果"立竿见影"，给人造成糖尿病被根治的错觉，其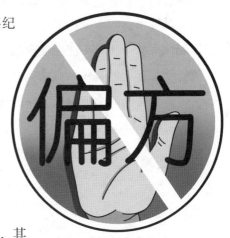实是这些"偏方"中很可能掺杂了快速降糖的西药成分，服用后更容易引发低血糖，甚至造成昏迷休克。糖尿病患者必须知道，目前没有任何医疗手段可以治愈糖尿病，得了糖尿病必须到正规的医院进行规范治疗，才能有效控制血糖，延缓疾病的发生，提高自身生活质量。

误区四：频繁换药、不联合用药

【解析】有些糖尿病患者在服药的过程中，开始可能吃了某种药觉得有效，但过段时间发现效果不好了，就开始频繁换药。其实，这是一个用药误区。随着时间延长，糖尿病患者的胰岛功能也会逐渐减退，因此，服用一种药物的有效时间大约是 5 年。若用药一段时间后，仍然发现血糖控制不佳，则需在医生的指导下联合用药，不得擅自换药。

误区五：注射胰岛素会成瘾

【解析】胰岛素是人体自身分泌的一种生理物质，是体内唯一可以降低血糖的激素，每个人都离不开它。没有胰岛素人体就无法维持正常的血糖水平，身体就无法正常工作。糖尿病是慢性进展性疾病，胰岛功能会逐渐减退。当糖尿病病程比较长，出现胰岛功能衰竭的时候，血糖就会异常升高或容易出现波动，这时候就需要开始补充外源性的胰岛素来控制血糖。胰岛素治疗是目前最有效的糖尿病治疗方法之一，因为糖尿病是慢性终身性疾病，需要长期坚持治疗，这是病情需要而并非上瘾。

第七章

糖尿病并发症的防治

第 33 条 如何预防低血糖

低血糖是糖尿病患者在治疗过程中发生的血糖过低（＜3.9mmol/L）的现象，可由多种原因造成，轻者出现低血糖症状，重则意识障碍发生低血糖性昏迷，严重者会危及生命。糖尿病患者应常规随身备用碳水化合物类食品，以及时应对低血糖。

核心要点

1. 低血糖的常见症状包括：发抖、出虚汗、无力、肢冷、饥饿、头晕、嗜睡、心跳加快、面色苍白、视力模糊、手足和嘴唇麻木或刺痛、焦虑不安、情绪不稳、神志不清甚至昏迷等，通常发病突然。但低血糖症的表现具有非特异性，而且存在个体差异。例如，老年患者发生低血糖时常可表现为行为异常或其他非典型症状。有些患者发生低血糖时可无明显的临床症状，称为无症状性低血糖，也称为无感知性低血糖或无意识性低血糖。有些患者屡发低血糖后，可表现为无先兆症状的低血糖昏迷。

2. 糖尿病患者出现低血糖的危害很大，如果只是轻度低血糖，可能会有心慌、手抖等不适症状；当低血糖严重时，不但会增加治疗难度，还可能会引起记忆力减退、反应迟钝、痴呆等中枢神经系统病变，大小便失禁，心脑血管病变等，严重时会危及生命。

3. 低血糖的成因主要包括：①降糖药物剂量过大 / 服药时间过早；②吃饭时间太迟 / 进食量不足；③活动量大而未在运动前加餐；④空腹饮酒。

4. 糖尿病患者预防低血糖的措施。

（1）定时、定量进餐，如果进餐量减少则相应减少降糖药物剂量，有可能用餐推迟时应提前做好准备。

（2）如果患者有呕吐、腹泻等表现，需及时治疗并调整降糖药的剂量，同时加强血糖监测。

（3）酒精会直接导致低血糖，应避免酗酒和空腹饮酒。

（4）根据病情和身体素质选择适合自己的运动方式，运动前应增加额外的碳水化合物摄入，预防低血糖发生。

（5）胰岛素及胰岛素促泌剂可诱发低血糖，使用这些药物时应从小剂量开始，逐渐增加剂量，并做好血糖监测。患者如出现

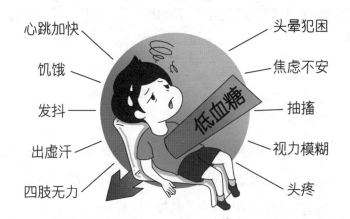

低血糖，应积极寻找原因，及时调整治疗方案和药物剂量。

（6）严格的血糖控制会增加低血糖的风险，并且严重低血糖可能与患者死亡风险增加有关，因此，对有低血糖尤其是严重低血糖或反复发生低血糖的糖尿病患者除调整治疗方案外还应适当放宽血糖控制目标。

（7）糖尿病患者应常规随身备用碳水化合物类食品（例如，葡萄糖片），一旦发生低血糖，立即食用。

（8）夜间低血糖常因难以发现而得不到及时处理，此类患者需加强自我血糖监测和持续葡萄糖监测。

第34条　如何识别和处理急性并发症

糖尿病常见的急性并发症包括糖尿病酮症酸中毒和高渗性高血糖状态。急性并发症发病进展快，若不及时有效救治，可在短时间内导致患者死亡。一旦出现，应立即送至综合性医院就诊。

核心要点

1. 糖尿病酮症酸中毒是指由于胰岛素不足和升糖激素不适当升高引起的糖、脂肪和蛋白质代谢严重紊乱综合征，临床以高血糖、高血酮和代谢性酸中毒为主要特征。

（1）常见症状：常呈急性起病，在起病前数天可有多尿、烦渴多饮和乏力症状的加重，出现食欲减退、恶心、呕吐、腹痛，常伴头痛、烦躁、嗜睡等症状，呼吸深快，呼气中有烂苹果味（丙酮气味）；病情进一步发展，会出现严重失水现象，尿量减少、皮肤黏膜干燥、眼球下陷，脉快而弱，血压下降、四肢厥冷；到晚期，各种反射迟钝甚至消失，终至昏迷。

（2）糖尿病酮症酸中毒是一种严重的糖尿病并发症，一旦发生，需进行紧急个人处理并紧急就医。

个人处理方式包括：立即停止进食，只饮水；检查血糖水平，如果血糖过高（通常大于 13.9 mmol/L），使用胰岛素来降低血糖；补充液体，特别是含有电解质的液体，如生理盐水或含有电解质的口服补液；监测尿液中的酮体，如果酮体高于正常范围，需要加强液体补充和胰岛素治疗。

紧急就医：最好是前往急诊室或拨打急救电话；在就医的过程中，告知医生自己的糖尿病状况和症状。医生可能会进行一系列检查，包括血糖、尿液酮体、血酮体和血气分析的测量；医生会根据检查结果决定进一步的治疗，可能包括静脉输液、胰岛素治疗、电解质平衡调整和其他必要的支持措施。

（3）注意事项：糖尿病酮症酸中毒有反复发作的倾向，故在酮症或酮症酸中毒纠正以后，患者应对其诱因保持警惕，坚持正确的治疗方式，发生感染时及早有效治疗，并及时调整胰岛素等降糖药物的剂量，以防糖尿病酮症酸中毒的再次发生。

2. 高渗性高血糖状态是糖尿病的严重急性并发症之一，临床以严重高血糖而无明显糖尿病酮症酸中毒、血浆渗透压显著升高、脱水和意识障碍为特征。

（1）常见症状：通常起病隐匿，一般从开始发病到出现意识障碍需要 1～2 周，偶尔急性起病。常先出现口渴、多尿和乏力等糖尿病症状，或原有症状进一步加重，多食不明显，有时甚至表现为厌食。病情逐渐加重，主要表现为脱水和意识障碍。即可出现精神症状，如淡漠、嗜睡等；可出现定向力障碍、幻觉、上肢拍击样粗震颤、癫痫样发作、偏瘫、偏盲、失语、视觉障碍、昏迷等。

（2）糖尿病高渗性高血糖状态是一种严重的糖尿病并发症，需要及时处理和就医。

当患者血糖水平较高，但没有出现严重的症状或并发症；或患者已经有经验处理高血糖状态，且能够监测自己的血糖水平和调整胰岛素剂量时，可以自行进行处理。处理步骤包括：检查血

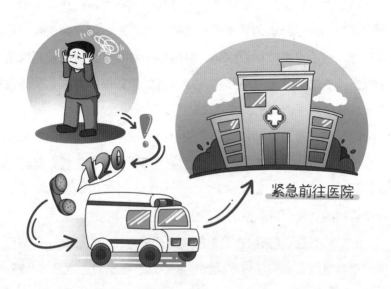

糖水平，如果血糖过高（通常大于 13.9 mmol/L），使用胰岛素来降低血糖；补充液体，特别是含有电解质的液体，如生理盐水或含有电解质的口服补液；监测尿液中的酮体，如果酮体高于正常范围，需要加强液体补充和胰岛素治疗。

当患者出现以下情况时，必须紧急就医，以便获得专业的医疗救治，防止高渗性高血糖状态进一步恶化，出现严重的症状：如持续呕吐、意识模糊或昏迷；血糖水平非常高，通常大于 33.3 mmol/L；无法控制血糖水平，即使进行个人处理也没有改善；有其他并发症，如感染、心血管疾病或肾功能异常。

（3）注意事项：高渗性高血糖状态常见于中、老年患者，病死率较高。已确诊的糖尿病患者，特别是中老年 2 型糖尿病患者，如未经饮食控制和正规治疗，具有上述诱因，于近期内发生多饮、多尿症状突然加重，精神萎靡、倦睡者，除考虑酮症酸中毒外，也应警惕本病的发生。

第 35 条　如何筛查慢性并发症

长期、慢性高血糖可以引发大血管动脉粥样硬化，出现冠心病、脑梗死等；微血管并发症，如糖尿病肾病、糖尿病视网膜病变；糖尿病周围神经、植物神经、颅神经等病变，出现双下肢麻木、针刺感等多种症状。糖尿病患者一经确诊，在积极采取措施保持血糖达标的同时，也应定期进行并发症的筛查，及早发现和治疗，对延缓疾病的发生和发展、提高患者生活质量具有重要意义。

核心要点

1. 糖尿病慢性并发症的筛查既是及时发现并发症的手段，也是保证患者尽早得到有效治疗的前提。通过定期进行糖尿病并发症的筛查，不仅可以控制和延缓并发症的发生，还可以减少医疗费用，为患者减轻经济负担。

2. 一旦确诊 2 型糖尿病，就应该开始进行慢性并发症的筛查，建议每年进行 1 次全面的并发症筛查。同时，患者应定期监测血糖、血脂、血压等指标，积极控制糖尿病，减少并发症的发生（见附录 12）。

3. 糖尿病患者至少应每年到医院评估 1 次心血管疾病的风险因素，评估的内容包括心血管病史、年龄、吸烟、高血压、血脂紊乱、肥胖特别是腹型肥胖、早发心血管疾病的家族史、肾脏损害（尿白蛋白排泄率增高等）及心房颤动（可导致卒中）等状况。

4. 病程 10 年以上的糖尿病患者易出现明显的神经病变表现。2 型糖尿病患者确诊时应进行糖尿病神经病变筛查，随后至少每年去医院筛查 1 次。有手脚对称性疼痛、麻木、感觉异常等典型症状者易于发现和诊断，无症状者建议通过体格检查做出诊断，有条件可进行神经电生理检查。

5. 50 岁以上的糖尿病患者，应该常规进行糖尿病患者下肢动脉病变的筛查。伴有糖尿病患者下肢动脉病变发病危险因素

（如合并心脑血管病变、血脂异常、高血压、吸烟或糖尿病病程5 年以上）的患者应该每年至少筛查 1 次。对于有足溃疡、坏疽的糖尿病患者，不论其年龄，都应该进行全面的动脉病变检查及评估，内容包括下肢检查（触诊、听诊和视诊）、下肢脉搏检查、足背动脉搏动指数、彩色多普勒超声检查和血管造影。

6. 2 型糖尿病患者在确诊后应尽快进行首次眼底检查和其他方面的眼科检查。无糖尿病视网膜病变患者推荐 1～2 年进行一次检查，轻度病变患者每年 1 次，重度病变患者每 3～6 个月 1 次，妊娠妇女需增加检查频率。

7. 简易的自我筛查方法。

（1）视力检查：每天早上醒来，注意观察视力是否模糊或是否有其他视觉问题。

（2）足部检查：每天检查足部是否有创伤、溃疡、疼痛、肿胀或感染等问题。同时，注意观察足部的温度和颜色是否正常。

（3）皮肤检查：检查全身皮肤是否有干燥、瘙痒、溃疡、感染或其他异常。

（4）尿量和尿频：注意观察尿量是否异常增多或频繁排尿。

（5）血糖控制：定期测量血糖水平，确保在目标范围内。

（6）血压监测：定期测量血压水平，确保在正常范围内。

（7）肾功能检查：定期检查尿液中的蛋白质和肾功能指标。

请注意，这些方法只是初步的自我筛查，如果您发现任何异常症状或问题，应及时咨询医生进行进一步的评估和治疗。

第 36 条 如何预防糖尿病足

糖尿病足病是指糖尿病患者足部出现感染、溃疡或组织的破坏，通常伴有下肢神经病变和（或）周围动脉病变。糖尿病足病是糖尿病最严重和治疗费用高的慢性并发症，一旦患病，治疗困难，但预防有效。为预防糖尿病足，糖尿病患者应加强足部护理，至少每年进行一次足部周围神经病变常规筛查。

核心要点

1. 糖尿病足病强调"预防重于治疗"，预防的关键点在于：①每年进行一次足部常规检查；②患者及其家属和有关医务人员接受足部保护的教育；③穿着合适的鞋袜；去除和纠正容易引起溃疡的因素。

2. 所有糖尿病慢性并发症中，糖尿病足病是相对容易识别的。糖尿病患者需每年进行一次足部常规检查，包括足部是否畸形、胼胝、溃疡、皮肤颜色变化；足背动脉和胫后动脉搏动、皮肤温度以及是否有感觉异常等。

3. 由糖尿病足病专科医护人员对糖尿病及糖尿病足病患者进行足部保护相关知识和护理方面的教育，并帮助他们转换成有效的行动。

如何预防糖尿病足

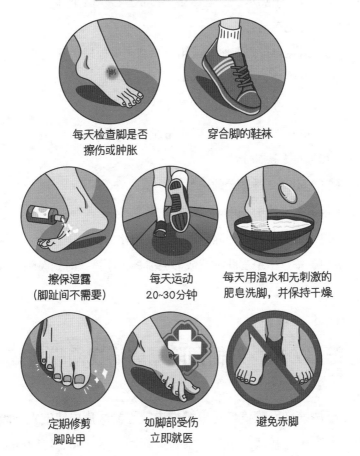

每天检查脚是否
擦伤或肿胀

穿合脚的鞋袜

擦保湿露
（脚趾间不需要）

每天运动
20~30分钟

每天用温水和无刺激的
肥皂洗脚，并保持干燥

定期修剪
脚趾甲

如脚部受伤
立即就医

避免赤脚

4. 糖尿病患者及其家属应该了解以下足部护理知识，以避免足溃疡的发生。

（1）每天检查双足，特别是足趾间。

（2）定期洗脚，用干布擦干，尤其是擦干足趾间。

（3）洗脚时的水温要合适，低于37℃。

（4）不宜用热水袋、电热器等物品直接保暖足部。

（5）避免赤足行走。

（6）避免自行修剪胼胝或用化学制剂来处理胼胝或趾甲。

（7）穿鞋前先检查鞋内是否有异物或异常。

（8）不穿过紧或毛边的袜子和鞋。

（9）足部皮肤干燥时可以使用油膏类护肤品。

（10）每天换袜子。

（11）不穿高过膝盖的袜子。

（12）水平地剪趾甲。

（13）由专业人员修除胼胝或过度角化的组织。

（14）一旦出现皮肤破溃或形成溃疡，应该及时到医院就诊。

第37条　如何预防糖尿病视网膜病变

糖尿病视网膜病变是指慢性进行性糖尿病导致的视网膜微血管渗漏和阻塞从而引起一系列的眼底病变，如微血管瘤、硬性渗出、棉絮斑、新生血管、玻璃体增殖、黄斑水肿甚至视网膜脱离。糖尿病视网膜病变是糖尿病常见的微血管并发症之一，也是成人失明的主要原因。患病早期可能无明显症状，因此，糖尿病患者需定期进行眼底检查，及早发现和预防糖尿病视网膜病变。

核心要点

1. 糖尿病视网膜病变是糖尿病的常见并发症之一，会导致视力损害甚至失明。预防糖尿病视网膜病变需要综合考虑多个因素，包括控制血糖和血压，每年进行一次全面眼科检查（包括视力检查、眼底检查和视野检查等）、戒烟、合理饮食等。

2. 虽然自我检查不能替代专业的眼科检查，但可以帮助患者及早发现潜在的问题并及时就医。以下是一些自我检查的步骤和指导。

（1）使用明亮的光源：确保检查环境明亮，以便更清楚地观察眼睛。

（2）检查视力变化：注意是否出现视力模糊或视力下降的情况。

（3）观察眼底：使用一面放大镜或反光镜，将光源照射到你

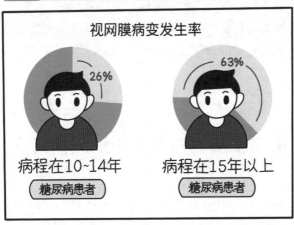

需要重视眼底检查的人群

视网膜病变发生率

26%
病程在10~14年
糖尿病患者

63%
病程在15年以上
糖尿病患者

的眼睛中，然后用另一只眼睛观察你的瞳孔。观察眼底的血管有没有出现异常，如出血、渗漏或黄斑区的变化。

（4）注意症状：注意是否出现眼部疼痛、眼红、闪光或飞蚊症等症状。这些症状可能是视网膜病变的迹象，需要及时就医。

（5）定期眼科检查：尽量每年进行一次专业的眼科检查，特别是如果你已经被诊断为糖尿病视网膜病变或有其他眼部问题。

（6）请注意，自我检查只是帮助你发现可能存在的问题，但不能替代专业的眼科检查。如果你有任何眼部问题或疑虑，应尽快就医寻求专业的医疗建议和治疗。

3. 目前糖尿病视网膜病变的检测方法有：直接检眼镜、免散瞳眼底拍照、7个标准视野眼底彩照、眼底荧光造影等，其中免散瞳眼底拍照最为常用。糖尿病视网膜病变的检测方法根据患者的具体情况、医生的建议和设备的可用性来确定。

4. 2型糖尿病患者在确诊后应尽快进行首次眼底检查和其他方面的眼科检查。无糖尿病视网膜病变患者推荐1～2年行一次检查，轻度病变患者每年1次，重度病变患者每3～6个月1次，妊娠妇女需增加检查频率。感觉视物模糊时可以在家进行视力检查，感觉视力下降时可以到医院进行眼底检查。

第38条　如何预防糖尿病肾病

糖尿病肾病是指由糖尿病所致的慢性肾病，包括肾脏结构和功能障碍，病变可累及全肾（包括肾小球、肾小管、肾间质等）。糖尿病患者中有 20%～40% 发生糖尿病肾病，是糖尿病患者肾功能衰竭的主要原因。2 型糖尿病患者在确诊糖尿病后，应该每年至少做一次肾功能检查，以及早发现糖尿病肾病并积极治疗。

核心要点

1. 糖尿病肾病是糖尿病患者最常见的微血管并发症，已成为我国慢性肾脏病和终末期肾病的主要原因，仅次于各种肾小球肾炎，且易合并大血管事件。

2. 2 型糖尿病患者在确诊糖尿病后每年均应做肾脏病变的筛查。

（1）第一步是检测尿白蛋白或尿白蛋白 / 肌酐比值，检测异

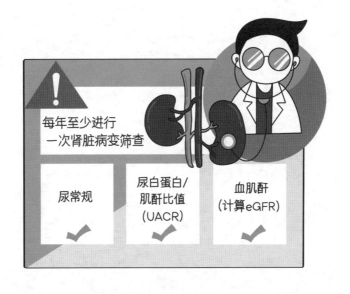

每年至少进行
一次肾脏病变筛查

尿常规

尿白蛋白/
肌酐比值
(UACR)

血肌酐
(计算eGFR)

常者须在接下来 3～6 个月内再重复检查 2 次，3 次检查中至少有 2 次达到诊断标准才能诊断。

（2）仅查尿白蛋白可能会漏诊，因此，应在检测尿白蛋白的同时常规评估肾小球滤过率（GFR），每年至少测定一次。

3. 预防糖尿病肾病需要综合考虑多个因素，包括控制血糖、血压和血脂，合理饮食和规律运动等。同时，定期体检也非常重要，建议每年进行一次全面体检，包括血糖、肾功能、血压和血脂等指标的检测，以及时发现和治疗潜在的问题。

4. 糖尿病肾病患者应进行包含不良生活方式调整、危险因素（高血糖、高血压、脂代谢紊乱等）控制及糖尿病教育在内的综合管理，以降低糖尿病患者的肾脏不良事件和死亡风险。

第八章

糖尿病患者的社会支持

第 39 条　从哪里可以获取权威的糖尿病防治知识

　　信息技术、自媒体的迅速发展使得互联网上、社交媒体中充斥着大量关于糖尿病防治的信息。然而，这些信息并不是每条都正确。糖尿病患者要学会从众多的信息渠道中识别出科学的糖尿病防治信息，进而利用这些科学的信息进行自我健康管理。

核心要点

　　1. 科学的糖尿病防治信息，有助于患者正确地了解糖尿病及其防治方法，并根据自身情况有效地预防糖尿病的发生，或者控制病情的发展。反之，一些虚假的信息可能会导致病情延误，或者干扰糖尿病的控制效果，有时甚至会引发急性并发症，危及患者生命。

　　2. 通过互联网获取糖尿病防治信息时，请留意网站的互联网地址，以".edu"".org"".gov"".cn"结尾的网站通常更客观可靠，信息来源通常是高校、非营利组织和政府机构。有些以".com"结尾的网站也比较可靠，但由于它们是由商业或营利组织维护的，信息可能更偏向于自己的产品。

3. 通过新媒体获取糖尿病防治信息时，请留意发布信息的作者及其所属工作机构，通常政府机构、卫生健康行政部门、综合性医院、疾控中心或者社区卫生服务机构、糖尿病相关公益组织及其工作人员发布的信息大多经过了科学验证，较为可靠，而某些个人发布的糖尿病防治信息往往未经过科学验证，可靠性较差，有些做法甚至是不安全的。

4. 通过纸质媒介获取糖尿病防治信息时，请注意纸质媒介的类型。发表在权威科学期刊上的研究结果比在超市宣传单或广告商看到的结果更可信，这些结果通常来自科学研究，在发表之前已经通过了严格审查。

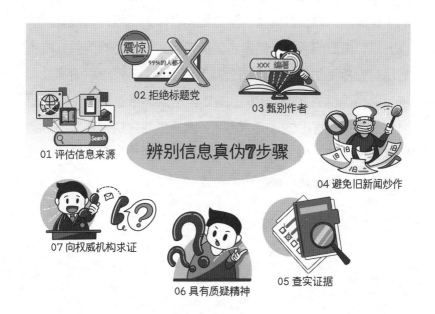

5. 糖尿病的治疗需要医务人员根据个体条件和疾病进展制定科学的诊疗方案，同时需要患者有较强的自我管理能力，严格依从诊疗方案。反之，如果某项糖尿病预防或者治疗措施效果夸张得令人难以置信，如声称能根治糖尿病或者控糖效果立竿见影，那它可能就不是真的。

第 40 条　国家提供的糖尿病基本公共卫生服务内容有哪些

基本公共卫生服务项目是我国政府针对当前城乡居民存在的主要健康问题，以儿童、孕产妇、老年人、慢性病患者为重点人群，由政府承担所需资金，面向全体居民免费提供、城乡居民可直接受益的最基本的公共卫生服务。2 型糖尿病高危人群、已经确诊的 35 岁及以上的 2 型糖尿病患者均可免费享受居住地所属社区卫生服务中心 / 乡镇卫生院提供的糖尿病患者健康管理服务，内容包括空腹血糖测量、健康指导及随访、健康体检、治疗方案调整及转诊等。

核心要点

1. 符合 2 型糖尿病高危人群判定标准的居民，每年可到社区卫生服务中心 / 乡镇卫生院免费进行 1 次血糖筛查，并接受医务人员的健康指导。

2. 已经确诊的 35 岁及以上的 2 型糖尿病患者，每年可接受 4 次免费空腹血糖检测（每 3 个月一次），接受至少 4 次由社区全科医生或家庭医生团队进行的面对面随访和健康指导。随访内容包括测量空腹血糖和血压，并评估是否存在危急情况；测量体重，检查足背动脉搏动；询问患者疾病情况和生活方式，并给予指导；了解患者服药情况。另外，每年要进行 1 次较全面的健康体检，可与随诊相结合。

糖尿病患者
健康管理服务有哪些内容？

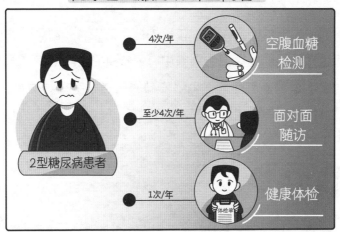

3．首次出现空腹血糖控制不满意（空腹血糖值 ≥ 7.0mmol/L）或药物不良反应的糖尿病患者，可到社区卫生服务中心 / 乡镇卫生院寻求帮助，调整药物治疗方案。连续两次出现空腹血糖控制不满意或药物不良反应难以控制以及出现新的并发症或原有并发症加重的患者，可由社区卫生服务中心 / 乡镇卫生院推荐转诊到上级医院。

4．如有需要，糖尿病高危人群和患者也可到乡镇卫生院、村卫生室、社区卫生服务中心（站）的候诊区、诊室、咨询台等处免费获取包含糖尿病科普教育在内的健康教育折页、健康教育处方和健康手册等健康教育资料，也可参加由社区卫生服务中心 / 乡镇卫生院组织开展的公众健康咨询活动，如每年 11 月 14 日的联合国糖尿病日主题活动。

第 41 条　如何获得糖尿病病友的支持

无论是新诊断还是病程较长的糖尿病患者，都可以到附近的综合性医院或社区卫生服务中心 / 乡镇卫生院咨询有无糖尿病病友俱乐部、自我管理小组或糖尿病患者学校等病友组织，并积极参加相关活动。

核心要点

1．社区糖尿病患者自我管理小组，是目前较为常见的一种糖尿病患者自我管理教育方式，是指在社区卫生服务中心 / 乡镇卫生院组织下，由 10～20 位糖尿病患者组成一个小组，按照规范化的活动教材定期开展小组活动，学习糖尿病自我管理知识和技能，并由医护人员针对多个患者的共同问题进行指导，以达到提升其自我管理能力的目的。

2. 自我管理小组活动中的成员大都是糖尿病患者，往往具有相似的疾病就医经历和生活感受，且面临的问题或遇到的困难也大致相同，因此成员之间能够较快地获得认知及情感支持，也便于成员之间分享经验、互相学习、互相支持，从而提高患者的糖尿病防治知识、技能和自我效能。

3. 数字化健康应用程序及互联网、物联网技术的飞速发展，以及智能手机设备、无线网络和可穿戴设备的普及，为糖尿病教育管理提供了更多、更具个性化的干预手段。有条件、有意愿的糖尿病患者也可以使用线上管理系统或工具（小程序 /App）进行自我健康管理。

第 42 条　家庭成员和朋友可以提供哪些支持

糖尿病自我管理是一个终生的过程，最大的挑战是患者对自我管理行为的依从性。患者能否坚持长期持续的自我管理，不仅需要来自专业人员的专业指导，家庭成员、朋友的情感和心理支持也同样重要。

核心要点

1. 家庭成员和朋友可以为糖尿病患者的合理饮食和安全运动提供重要保障，监督糖尿病患者践行健康的生活方式，并进行定期的血糖监测和并发症筛查。

2. 家庭成员和朋友在监督糖尿病患者自我管理的同时，应给予耐心和鼓励，设身处地地理解糖尿病患者的抑郁、焦虑等负面情绪，并及时帮助其排解疏导，给予糖尿病患者进行长期自我管理的信心。

3. 对于未和父母居住在一起的子女，可以通过定期的电话沟通，借助远程监控或者可视化设备监督父母服药或践行健康生活方式的依从性，或者绑定可穿戴设备及时获取健康指标信息等方式，为患糖尿病的父母提供情感支持或健康关怀。

附 录

附录1　2型糖尿病患者综合控制目标

测量指标	目标值
毛细血管血糖（mmol/L）	
空腹	4.4～7.0
非空腹	<10.0
糖化血红蛋白（%）	<7.0
血压（mmHg）	<130/80
总胆固醇（mmol/L）	<4.5
高密度脂蛋白胆固醇（mmol/L）	
男性	>1.0
女性	>1.3
甘油三酯（mmol/L）	<1.7
低密度脂蛋白胆固醇（mmol/L）	
未合并动脉粥样硬化性心血管疾病	<2.6
合并动脉粥样硬化性心血管疾病	<1.8
体质指数（kg/m^2）	<24.0

注：1mmHg=0.133kPa

附录2　2型糖尿病风险评分表

评分指标	分值	评分指标	分值
您的年龄？（岁）		您的体重指数？［kg/m²，即体重（kg）除以身高（m）的平方］	
20～24	0	＜22.0	0
25～34	4	22.0～23.9	1
35～39	8	24.0～29.9	3
40～44	11	≥30.0	5
45～49	12	您的腰围（cm）	
50～54	13	男性＜75.0 女性＜70.0	0
55～59	15		
60～64	16	男性75.0～79.9 女性70.0～74.9	3
65～74	18		
您血压的收缩压值是多少？（mmHg）		男性80.0～84.9 女性75.0～79.9	5
＜110	0		
110～119	1	男性85.0～89.9 女性80.0～84.9	7
120～129	3		
130～139	6	男性90.0～94.9 女性85.0～89.9	8
140～149	7		
150～159	8	男性≥95.0 女性≥90.0	10
≥160	10		
您的性别？		您的亲戚（父母、同胞、子女）是否被诊断为糖尿病？	
女性	0	无	0
男性	2	有	6

根据各项因素得分计算总分。

（1）总分＜25分，表明发生糖尿病风险不高；建议积极践行健康生活方式，如合理膳食、坚持运动、戒烟限酒等预防糖尿病。

（2）总分≥25分，表明发生糖尿病的风险较高，应在医生的指导下进行糖尿病诊断检查。

附录 3 血糖监测记录表（一周）

日期	项目	早		午		晚		睡前	夜间	备注
		空腹	餐后 2h	餐前	餐后 2h	餐前	餐后 2h			
	血糖									
	药物									
	饮食									
	运动									
	血糖									
	药物									
	饮食									
	运动									
	血糖									
	药物									
	饮食									
	运动									

续表

日期	项目	早		午		晚		睡前	夜间	备注
		空腹	餐后2h	餐前	餐后2h	餐前	餐后2h			
	血糖									
	药物									
	饮食									
	运动									
	血糖									
	药物									
	饮食									
	运动									
	血糖									
	药物									
	饮食									
	运动									
	血糖									
	药物									
	饮食									
	运动									

附录 4　不同人群的血糖控制目标

	空腹或餐前血糖（mmol/L）	餐后 2h 或随机血糖（mmol/L）	适用人群
严格控制	4.4～6.1	6.1～7.8	新诊断、无并发症及伴发疾病的非老年患者、降糖治疗无低血糖风险患者，以及接受过精细手术（如整形）的糖尿病患者
一般控制	6.1～7.8	7.8～10.0	择期手术患者、器官移植手术患者、心脑血管疾病高危人群，同时伴有稳定心脑血管疾病患者和糖皮质激素治疗患者
宽松控制	7.8～10.0	7.8～13.9	低血糖高危人群、心脑血管疾病入院患者、中度和重度肝肾功能不全者、预期寿命不足 5 年（如癌症等）患者、75 岁以上人群，以及精神或智力障碍者

附录 5　常用的血糖监测模式

模式	监测模式类型	监测时点选择	监测意义
1	基点血糖监测	早、晚餐前	观察每日血糖的 2 个基点，为平常血糖监测模式，尤其 2 次 / 天注射预混胰岛素的患者
2	常用血糖监测点	三餐前 + 晚睡前	观察每日血糖的基础水平，有无低血糖风险
3	全天血糖监测点	三餐前 + 餐后 2h 血糖 + 晚睡前	了解不同治疗状态下每日血糖变化情况
4	可选择的监测点	非同日轮换进行不同餐前和餐后 2h 血糖的配对血糖监测	了解不同餐次的饮食与降糖药的因果关系
5	必要时增加的点	凌晨 2～3 点或特殊需要时	了解凌晨有无低血糖和特殊情况时血糖变化
6	特殊情况选用	24h 持续葡萄糖监测	详细了解血糖变化情况，用于新诊断时、血糖波动大、急症救治时，常规血糖检测对调整治疗有难度的患者

附录6　血糖测量步骤及注意事项

1. 血糖测量步骤

（1）测量前，准备好血糖仪、采血器、血糖试纸、75% 酒精和无菌棉签。检查试纸有效期、是否干燥以及型号是否正确，按血糖仪说明书进行校准、放置试纸等工作，并在适宜温度下测量。

（2）按摩准备采血的部位（如指腹侧面），用 75% 酒精或肥皂清洁双手并用清洁的纸巾或棉球擦干（尤其是采血部位）。

（3）采血一侧手臂自然下垂 10～15s 使指尖充血，再扎手指指腹两侧（中间较疼），使用适当的采血器获得足量的血样。

（4）测完后取下试纸与针头，放入坚硬不易穿透的容器中再丢弃，并将血糖仪、采血针、试纸保存至干燥清洁处。

（5）测试后记录血糖测试结果，对检测记录中血糖值波动较大的情况备注原因，如饮食不规律、发热、运动不当等。

2. 血糖测量注意事项

（1）采血时要让血液自然流出，切勿以过度挤压采血部位的方式获得血样，以免大量组织间液混入血样而影响血糖测试结果。

（2）测试时建议一次性吸取足量的血样量，使用某些满足二次加样设计的血糖仪，也应在规定时间内追加足量血样。

（3）在测试中不要按压或移动血糖试纸和血糖仪。

（4）采血可以首选无名指，它的指侧的痛觉感受器最稀疏，疼痛敏感度最低。频繁采血手指要轮换，给手指充分愈合的时间。

（5）每年应至少矫正一次血糖仪，减少误差。

附录 7   糖尿病患者每日所需总热量的计算

第一步：计算理想体重。

男性：理想体重（kg）=［身高（cm）–100］×0.9（kg）

女性：理想体重（kg）=［身高（cm）–100］×0.9（kg）– 2.5（kg）

第二步：判断体重是否超重或肥胖。

体重指数 BMI= 体重（kg）/ 身高（m）^{2}，BMI ≤ 18.5kg/m^2 为体重过低，18.6～23.9kg/m^2 为正常体重，24.0～27.9 kg/m^2 为超重，≥28.0kg/m^2 为肥胖。

第三步：根据体重和活动强度查出每千克理想体重需要的热量。

劳动强度	举例	理想体重能量需要量（kcal/kg）		
		体重过轻	正常体重	超重或肥胖
卧床	卧床	25～30	20～25	15～20
轻体力活动	办公室职员、教师、售货员、居家人员	35	25～30	20～25
中体力活动	学生、司机、外科医生、体育教师	40	30～35	30
重体力活动	建筑工、搬运工、重体力劳动农民、运动员	45～50	40	35

第四步：根据体型和劳动强度算出日每千克理想体重所需热量。

每日所需要的总热量 = 理想体重 × 每千克体重需要的热量

举例：李某，男，身高 180cm，体重 92kg，司机，计算他每日需要的总热量。

（1）计算李某的理想体重 = [180（cm）−100] × 0.9（kg）=72kg。

（2）判断李某目前的体重状况：BMI=（92kg）/（1.80m）^{2} ≈ 28.4 kg/m^2，由于 28.4 kg/m^2 > 28.0 kg/m^2，则李某目前的体重状况是肥胖。

（3）根据体重和活动强度查出每千克理想体重需要的热量，由于李某是司机，体重属于肥胖，查表得出其每千克理想体重的能量需要量为 30 kcal/kg。

（4）李某每日所需要的总热量 = 72kg × 30kcal/kg=2160kcal。

附录 8　常见食物血糖生成指数（GI）值

食物	GI 值	食物	GI 值
葡萄糖	100	胡萝卜	71
面条	55	南瓜	75
馒头	88	山药	51
烙饼	80	菜花	15
大米饭	90	芹菜	15
大米粥	69	黄瓜	15
玉米饼	46	茄子	15
小米粥	60	西红柿	15
荞麦	54	菠菜	15
全麦面包	74	苹果	36
马铃薯	62	梨	36
甘薯	54	桃	28
黄豆	18	樱桃	22
绿豆	27	西瓜	72
扁豆	38	枣	42
四季豆	27	花生	14
豆腐（炖）	32	牛奶	27.6
芸豆	24	酸奶（加糖）	48

附录 9-1 中文版糖尿病相关问题量表（PAID-C）

下列哪一个糖尿病问题目前正在困扰你？请按照个人实际情形及想法，选择最相符的选项。

项目	不是问题	很小的问题	中度的问题	有点严重的问题	严重的问题
1. 你的糖尿病管理没有清楚及具体的目标？	0	1	2	3	4
2. 对于你的糖尿病治疗计划感到难以达成？	0	1	2	3	4
3. 当你想到患有糖尿病时会感到害怕？	0	1	2	3	4
4. 糖尿病对你的社交生活有不良的影响？	0	1	2	3	4
5. 对于食物和餐点有被剥夺的感觉？	0	1	2	3	4
6. 当你想到患有糖尿病时会感到沮丧？	0	1	2	3	4
7. 不清楚你的心情或感觉是否和糖尿病有相关性？	0	1	2	3	4
8. 感到被糖尿病打倒？	0	1	2	3	4
9. 担心低血糖发生？	0	1	2	3	4
10. 当你想到患有糖尿病时会感到生气？	0	1	2	3	4
11. 对于食物和吃东西一直感到担心？	0	1	2	3	4

项目	不是问题	很小的问题	中度的问题	有点严重的问题	严重的问题
12. 对于未来及可能发生的严重并发症感到担心?	0	1	2	3	4
13. 当你未遵照糖尿病管理时会感到内疚或焦虑?	0	1	2	3	4
14. 无法接受你有糖尿病?	0	1	2	3	4
15. 对于你的糖尿病医师感到不满意?	0	1	2	3	4
16. 感觉糖尿病每天消耗了你太多精神和身体的能量?	0	1	2	3	4
17. 由于糖尿病而感觉孤单?	0	1	2	3	4
18. 感觉你的朋友和家人不支持你的糖尿病管理?	0	1	2	3	4
19. 处理糖尿病的并发症对你来说是否存在问题?	0	1	2	3	4
20. 对于需不断努力去管理糖尿病感到"筋疲力尽"?	0	1	2	3	4

计分方法:将每一项的分数相加求和后乘以 1.25 得到量表最后得分。

评判标准:总分≥40 分表明患者有严重的糖尿病痛苦,单个项目得分为 3 分或 4 分,表明患者在该项有中到重度的痛苦。

附录9-2 抑郁自评量表（SDS）

本量表共 20 个题目，请仔细阅读每一条，根据最近一周以来的实际感受，选择与您实际情况最相符的选项。

题目	没有或很少时间	小部分时间	相当多时间	绝大部分或全部时间
1. 我感到情绪沮丧，郁闷	A	B	C	D
2. 我感到早晨心情最好	A	B	C	D
3. 我要哭或想哭	A	B	C	D
4. 我夜间睡眠不好	A	B	C	D
5. 我吃饭像平常一样多	A	B	C	D
6. 我的性功能正常	A	B	C	D
7. 我感到体重减轻	A	B	C	D
8. 我为便秘烦恼	A	B	C	D
9. 我的心跳比平时快	A	B	C	D
10. 我无故感到疲劳	A	B	C	D
11. 我的头脑像往常一样清楚	A	B	C	D
12. 我做事情像平时一样不感到困难	A	B	C	D
13. 我坐卧不安，难以保持平静	A	B	C	D
14. 我对未来感到有希望	A	B	C	D
15. 我比平时更容易被激怒	A	B	C	D
16. 我觉得决定什么事情很容易	A	B	C	D
17. 我感到自己是有用的和不可缺少的人	A	B	C	D

题目	没有或很少时间	小部分时间	相当多时间	绝大部分或全部时间
18. 我的生活很有意义	A	B	C	D
19. 假若我死了别人会过得更好	A	B	C	D
20. 我仍旧喜爱自己平时喜爱的东西	A	B	C	D

计分方法：第2、5、6、11、12、14、16、17、18、20题（共10题）的A、B、C、D选项分别按4、3、2、1分计，其余题目A、B、C、D按1、2、3、4分计。把20道题的得分相加后再乘以1.25，四舍五入取整数，即为量表最后得分。

评判标准：抑郁评定临界值为50分，分值越高，反映抑郁倾向越明显。50～59分为轻度抑郁，60～69分为中度抑郁，70分以上为重度抑郁。

附录 9-3　焦虑自评量表（SAS）

　　本量表共 20 个题目，请仔细阅读每一条，根据最近一周以来的实际感受，选择与您实际情况最相符的选项。

可能存在的情况	没有或很少时间	小部分时间	相当多时间	绝大部分或全部时间
1. 我觉得比平时容易紧张或着急	A	B	C	D
2. 我无缘无故地感到害怕	A	B	C	D
3. 我容易心里烦乱或感到惊恐	A	B	C	D
4. 我觉得我可能要发疯	A	B	C	D
5. 我觉得一切都很好	A	B	C	D
6. 我手脚发抖	A	B	C	D
7. 我因为头疼、颈痛或背痛而苦恼	A	B	C	D
8. 我觉得容易衰弱或疲乏	A	B	C	D
9. 我觉得心平气和，并且容易安静坐着	A	B	C	D
10. 我觉得心跳得很快	A	B	C	D
11. 我因为一阵阵头晕而苦恼	A	B	C	D
12. 我有晕倒发作，或觉得要晕倒	A	B	C	D
13. 我吸气呼气都感到很容易	A	B	C	D
14. 我的手脚麻木和刺痛	A	B	C	D
15. 我因为胃痛和消化不良而苦恼	A	B	C	D

可能存在的情况	没有或很少时间	小部分时间	相当多时间	绝大部分或全部时间
16. 我常常要小便	A	B	C	D
17. 我的手脚常常是干燥温暖的	A	B	C	D
18. 我脸红发热	A	B	C	D
19. 我容易入睡并且一夜睡得很好	A	B	C	D
20. 我做噩梦	A	B	C	D

计分方法：第 5、9、13、17、19 题的 A、B、C、D 选项分别按 4、3、2、1 分计，其余题目 A、B、C、D 按 1、2、3、4 分计。把 20 道题的得分相加后再乘以 1.25，四舍五入取整数，即为量表最后得分。

评判标准：焦虑评定临界值为 50 分，分值越高，反映焦虑倾向越明显。50~59 分为轻度焦虑，60~69 分为中度焦虑，70 分以上为重度焦虑。

附录9-4 中文版成人低血糖恐惧调查表（CHFS Ⅱ）

1. 行为量表

以下条目是糖尿病患者为了避免低血糖及低血糖的后果而产生的一些行为。请你从下列 5 个选项中选出一个能正确描述你在过去 6 个月为避免低血糖及其后果所产生的行为（每题限选一个答案，请不要漏填）。

为了避免发生低血糖和它对我的影响，我会：	从没有	很少有	有时	经常这样	总是这样
1. 当我感到有低血糖的迹象，我就吃些东西	1	2	3	4	5
2. 让我的空腹血糖保持在 8mmol/L 以上	1	2	3	4	5
3. 当我血糖降低的时候，减少胰岛素或药物的剂量	1	2	3	4	5
4. 增加血糖监测次数	1	2	3	4	5
5. 保证外出有人陪同	1	2	3	4	5
6. 减少出游或旅行	1	2	3	4	5
7. 限制驾驶汽车、骑自行车	1	2	3	4	5
8. 避免走亲访友	1	2	3	4	5
9. 因害怕出现低血糖而不得不待在家中	1	2	3	4	5
10. 限制运动 / 体力活动	1	2	3	4	5
11. 确保周围有人陪同	1	2	3	4	5
12. 为避免低血糖而随身携带糖块或碳水化合物	1	2	3	4	5

续表

为了避免发生低血糖和它对我的影响，我会：	从没有	很少有	有时	经常这样	总是这样
13. 参加一些活动的时候（如婚礼），保持血糖高于平时	1	2	3	4	5
14. 做重要的事情时（如工作），保持血糖高于平时	1	2	3	4	5
15. 让其他人无论白天或晚上关注我几次	1	2	3	4	5

2. 顾虑量表

以下条目是描述糖尿病患者对于低血糖的顾虑。请仔细阅读每个条目。请你选出每个条目中能正确描述你在过去 6 个月对低血糖所存在的顾虑的选项。

为了避免发生低血糖和它对我的影响，我会：	从没有	很少有	有时	经常这样	总是这样
16. 当我要发生低血糖的时候，自己没意识到	1	2	3	4	5
17. 身边没有触手可及的食物、水果、饮料	1	2	3	4	5
18. 在公共场合晕倒	1	2	3	4	5
19. 在社交场所让自己或朋友感到尴尬	1	2	3	4	5
20. 一个人的时候发生低血糖	1	2	3	4	5
21. 显得很愚蠢或醉态	1	2	3	4	5
22. 失去控制	1	2	3	4	5
23. 在发生低血糖的时候，周围没人帮助	1	2	3	4	5
24. 在开车 / 骑车的时候发生低血糖	1	2	3	4	5

续表

为了避免发生低血糖和它对我的影响，我会：	从没有	很少有	有时	经常这样	总是这样
25. 出现过失或意外	1	2	3	4	5
26. 受到别人不好的评论或议论	1	2	3	4	5
27. 低血糖时影响我的正确判断	1	2	3	4	5
28. 感到头晕眼花	1	2	3	4	5
29. 意外弄伤自己或他人	1	2	3	4	5
30. 对自己的躯体或健康造成永久性伤害	1	2	3	4	5
31. 低血糖的发生会打乱我正在做的某些重要的事情	1	2	3	4	5
32. 睡眠中发生低血糖	1	2	3	4	5
33. 突然感到烦躁不安并难以平静下来	1	2	3	4	5

计分方法：将所有条目得分相加即为量表得分。

评判标准：得分越高表明患者越可能有低血糖恐惧。

附录 9-5　进食障碍筛查量表（SCOFF）

本量表共包含 5 个问题，分别代表进食障碍的 5 个主要特征。请仔细阅读问题，并在"是"和"否"中选择最符合你情况的答案。

项　目	是	否
1.（sick）你会因为有不舒服的饱胀感而去呕吐吗？	1	0
2.（control）你会担心对进食失去控制吗？	1	0
3.（one stone）最近三个月，你的体重减轻有超过 6kg 吗？	1	0
4.（fat）当别人说你太瘦的时候，你会仍然坚持认为自己胖吗？	1	0
5.（food）你会觉得食物掌控着你的生活吗？	1	0

计分方法：选择"是"得 1 分，"否"得 0 分，所有分数相加为量表得分。

评判标准：总分≥2（即回答"是"超过 2 个）表明患者可能有进食障碍风险。

附录9-6 老年人认知功能评估表（AD8）

项目	是，有变化	不是，没有变化	不知道，判断不出来
1. 有判断问题（如做决定存在困难，个人投资理财账务糟糕，想问题或思考存在问题）			
2. 对个人爱好和个人运动的兴趣比以前降低			
3. 不断重复同一件事（如总是问同一个问题，讲同一个故事，说同一句话）			
4. 学习使用一些简单的日常工具或家用电器和器械有困难（使用录音机、录像机、电脑、微波炉、遥控器等）			
5. 记不清当前的月份或年份			
6. 处理复杂的个人经济事务有困难（如收支账、所得税、付款等）			
7. 记不住和别人的约定（如预约会议或见面及个人安排）			
8. 日常记忆和思考能力出现问题			
总分：	_____分（选择"是，有变化"的个数相加）		
注：患者或家属填表。在最近一年中认知能力（记忆和思考）是否出现以下问题。			

计分方法：回答"是，有变化"评为 1 分，回答"不是，没有变化"或"不知道，判断不出来"均评为 0 分。最终的分数为 8 个条目得分相加。

评判标准：0～1 分：认知功能正常，判为"粗筛阴性"；2 分及以上：可能存在认知障碍，判为"粗筛阳性"，应尽快到附近医疗机构的老年病科、神经系统疾病科或记忆门诊做进一步的诊治。

附录10　正念减压法

正念练习的基本态度是非评判、耐心、初心、信任、无争、接纳和放下。在了解正念训练的基本内容和注意事项后，患者可每周进行一次正念练习，每次约 2h。选择一个自由、舒适、不被打扰的空间以及舒适的姿势，尝试按照下列计划进行练习。

8周正念减压计划表

周次	训练主题	训练内容
第1周	认识自动引导	正念进食葡萄干；身体扫描
第2周	学会处理阻碍	身体扫描；正念观呼吸
第3周	正念呼吸	正念观呼吸；正念行走
第4周	活在当下	正念听声音（把声音的属性作为观察对象，不做出评判）和观想法（观察内心想法的来去，保持接纳）；正念伸展运动
第5周	允许 / 顺其自然	正念观呼吸、躯体、声音、想法；正念伸展运动
第6周	想法不是事实	正念观呼吸、躯体、声音、想法；正念伸展运动
正念日	日常生活中的正念	正念观呼吸、躯体、声音、想法；正念进食；保持止语
第7周	如何更好地照顾自己	正念观呼吸、躯体、声音、想法；正念伸展运动
第8周	运用所学应对未来的心境	躯体扫描；总结、分享

1. 身体扫描：身体扫描是将身体感觉作为观察对象的正念练习。练习通常采用卧式，也可用坐式、站式。双眼闭上，保持身心放松，做几次深呼吸，注意你的呼吸进入和离开肺部的方式。从脚趾开始，每次把你的注意力集中在身体的一个部位。注意这个身体部位的感觉，注意你当下体验到的一切。把你的注意力在一个身体部位停留几分钟后，移到你身体的下一个部位（也就是在脚趾之后，把注意力集中在脚上，然后是脚踝，接着是小腿，依次往身体上方扫描）。

2. 正念观呼吸：将呼吸作为观察对象进行正念练习，练习通常采用坐式，也可用卧式。练习中，轻松地体会呼和吸，体会呼吸的过程和变化，留意呼吸之间的停顿；无须调整呼吸，只是觉察呼吸，并且接纳当下呼吸的状态；在发现自己分心后，将分心视为练习的一个部分，然后温和地回到练习上来。

3. 正念行走：将行走感受作为观察对象。练习时，注意觉察脚底与地面接触的感觉，或者行走中脚的抬起、移动、放下的动作，或者脚底、小腿和大腿等部位的各种感觉。此练习既可采用慢行以仔细体会感受，也可在日常行走中体会感受。

4. 正念听声音：将声音作为觉察对象。练习时，轻松地倾听声音，觉察声音的自然属性（音色、响度和持续时间）；觉察声音的发生、变化和消失。无须评判声音是否好听，或者对这样的评判保持觉察，无须分析声音来自哪里，无论声音是令人愉悦或不愉悦的，都去接受它们此刻的存在。

5. 觉察想法：一般以觉察呼吸开始，然后将注意放在了解自己内心的想法上，觉察想法的形成、发展和消失，能觉察到什么就觉察什么；将想法作为内心的主观事件，接纳所出现的任何想法，无须评判想法是好或者不好。觉察念头时，通常可以留意与想法相关的情绪和身体感受。

6. 正念伸展：正念伸展是将瑜伽伸展活动作为观察对象的练习。吸气，向身体两侧抬起胳膊，一直将双手伸展至头顶，继续向上伸展，指尖向天空伸展，感受肌肉的拉伸；呼气让双臂垂下，慢慢转动手腕，让指尖向上、掌心向外，双臂抬起，在身体两侧打开，与肩部同高。

7. 建议实践正念日活动，即日常生活中的正念，把一天中任何活动都进行正念，如正念进食、正念步行、正念洗碗等。无论做什么事情都可以觉察当下，接纳当下，对当下做出智慧的行动与回应，进而享受当下。

附录 11　胰岛素注射规范

1. 规范胰岛素注射九步骤。

（1）注射前洗手。

（2）核对胰岛素类型和注射剂量。

（3）安装胰岛素笔芯。

（4）预混胰岛素注射前需充分混匀。

（5）安装胰岛素注射笔用针头。

（6）检查注射部位和消毒。

（7）根据胰岛素注射笔针头的长度，明确是否捏皮及确定进针的角度。

（8）注射完毕以后，针头滞留至少 10s 后再拔出。

（9）注射完成后立即旋上外针帽，将针头从注射笔上取下，并丢弃在锐器收纳盒中。

2. 胰岛素注射器的使用步骤。

（1）开启瓶盖，摇匀药液。

（2）取 75% 乙醇棉签消毒药瓶。

（3）取 1ml 注射器，查看有效使用期和包装，药物在有效期内且包装完好，打开包装袋，取出注射器。

（4）抽吸药液，并排尽注射器内的空气，将保护套套于针头上，针筒放在原注射器包装袋内。

（5）选择注射部位，常用腹部、上臂三角肌外缘、臀部、大腿的外侧。

（6）用 75% 乙醇消毒棉签消毒皮肤，消毒范围直径为 5～6cm。

（7）注射：① 左手绷紧注射部位的皮肤，右手持注射器，使针头斜面向上与皮肤呈 30°～40° 角（4mm 针头可以垂直注射），迅速刺入皮下；② 回抽活塞确定无回血，慢慢将药液全部注入；③ 注射完毕以无菌棉球按压针眼处，快速拔针。

（8）注意事项：① 针头刺入角度不宜超过 45°，以免刺入肌层；② 注射时应避开瘢痕、有压痛或结节等部位，以防药物吸收不良；③ 应采用循环区域注射，在上臂外侧、股外侧、腹部、臀部交替注射，以防引起局部硬结和皮下脂肪增生；④ 注射后 15～30min 嘱患者进餐，以防发生低血糖；⑤ 用 75% 乙醇消毒皮肤，禁用碘伏消毒；⑥ 如药液储存在冰箱内，必须提前 30min 取出，以免引起注射部位疼痛。

3. 胰岛素笔的使用。

（1）取已备好的注射器，确认剂量选择处于零位，然后调取 2U 胰岛素，拿起胰岛素笔，使之针尖向上，用手指轻弹笔芯架数下。

（2）按下注射推键。

（3）直至有一滴饱满的药液挂在针尖上。

（4）调整胰岛素的剂量。

（5）完全按下注射推键。

（6）直至剂量显示回复至零位。

（7）注意事项：① 只能用 75% 的乙醇消毒皮肤，禁忌用碘酒消毒（碘和胰岛素的相互作用会降低胰岛素的效果）；② 注射后 15～30min 必须进食，以免发生低血糖；③ 注射部位应经常轮换，腹部的注射部位应在脐周 2～10cm 处；④ 如药液储存在冰箱内，必须提前 30min 取出，以免引起注射部位疼痛；⑤ 胰岛素笔应在 25℃左右的常温下保存，不需放入冰箱；⑥ 注射完毕后应将针头取下，以免温度变化造成药液外溢；⑦ 每次注射之前，都应针尖朝上，排尽空气；⑧ 笔芯上的色带表示胰岛素不同剂型，注射前应仔细查对，确认无误后方可注射。

附录12　糖尿病患者并发症和合并疾病的检查要求

检查项目	针对的并发症	针对的合并疾病	频率
体重 / 身高		超重 / 肥胖	每月 1 次
腰围		超重 / 肥胖	每月 1 次
血压		高血压	每月 1 次
空腹 / 餐后血糖			每月 2 次 （1 次空腹，1 次餐后）
糖化血红蛋白 [a]			在治疗之初每 3 个月检测 1 次，一旦达到治疗目标可每 6 个月检查 1 次
尿常规	糖尿病肾病		每 6 个月 1 次
TC、HDL–C、LDL–C、TG		高脂血症	每年 1 次
尿白蛋白 / 尿肌酐 [a]	糖尿病肾病		每年 1 次
血肌酐 / 尿素氮	糖尿病肾病		每年 1 次
肝功能		肝功能异常	每年 1 次
心电图	心脏、大血管并发症		每年 1 次
视力及眼底 [a]	糖尿病视网膜病变		每年 1 次
足背动脉搏动	糖尿病足		每年 4 次
神经病变的相关检查	周围神经病变		每年 1 次

注：TC：总胆固醇；HDL–C：高密度脂蛋白胆固醇；LDL–C：低密度脂蛋白胆固醇；TG：甘油三酯；肝功能包括总胆红素、谷草转氨酶、谷丙转氨酶、γ–谷氨酰转移酶；[a] 为有条件的医疗机构开展。

参考文献

1．中华医学会糖尿病学分会．中国 2 型糖尿病防治指南（2020 年版）［J］．中华糖尿病杂志，2021，13（4）：315-409．

2．葛均波，徐永健，王辰．内科学［M］.9 版．北京：人民卫生出版社，2018．

3．葛声，张片红，马爱勤，等.《中国 2 型糖尿病膳食指南》及解读［J］．营养学报，2017，39（6）：521-529．

4．李艳芬，王瑞华，米博，等．升糖指数测定相关因素考析［J］．实用糖尿病杂志，2018，14（6）：16-17．

5．成人糖尿病食养指南（2023 年版）［J］．全科医学临床与教育，2023，21（5）：388-391．

6．姜红萍.2 型糖尿病合并高血压的运动治疗［J］．中国综合临床，2007，23（13）：18-19．

7．中国医疗保健国际交流促进会基层卫生分会．基层 2 型糖尿病筛查专家共识［J］．全科医学临床与教育，2019，17（8）：675-678．

8．陈鸣钦，王清珍．图解糖尿病运动宝典［M］．福州：福建科学技术出版社，2017．

9．中华医学会糖尿病学分会，国家基层糖尿病防治管理办公室．国家基层糖尿病防治管理手册（2022）［J］．中华内科杂志，2022，61（7）：717-748．

10．Young-Hyman D, de Groot M, Hill-Briggs F, et al. Psychosocial Care for People with Diabetes: A Position Statement of the American Diabetes Association［J］. Diabetes Care,2016,39（12）:2126-2140．

11．ElSayed NA, Aleppo G, Aroda VR, et al. 5. Facilitating positive health behaviors and well-being to improve health outcomes: standards of care in diabetes—2023［J］. Diabetes Care, 2022,46（Supplement_1）:S68-S96.

12．Kalra S, Sridhar GR, Balhara YP, et al. National recommendations: psychosocial management of diabetes in india［J］. Indian Journal of Endocrinology and Metabolism,2013,17（3）: 376-395.

13．欧阳兰欣，徐蓉．糖尿病痛苦评估工具的研究进展［J］．中华现代护理杂志，2023，29（5）：688-692.

14．刘宏杰，石红梅，邢丽丽，等．同伴支持模式对2型糖尿病患者自我效能、自我管理及血糖控制的远期影响研究［J］．中国全科医学，2018，21（7）：861-866.

15．中国心理学会临床与咨询心理学专业委员会正念学组，中国心理卫生协会认知行为治疗专业委员会正念学组．正念干预专家共识［J］．中华行为医学与脑科学杂志，2019，28（9）：771-777.

16．康烁，赵秀君，高俊香，等．正念训练在中青年糖尿病患者中的应用［J］．中华现代护理杂志，2021，27（21）：2873-2877.

17．陈璐璐．糖尿病就医指南［M］．北京：世界图书出版公司，2020.

18．中华医学会糖尿病学分会，中华医学会内分泌学分会．中国成人2型糖尿病患者糖化血红蛋白控制目标及达标策略专家共识［J］．中华糖尿病杂志，2020，12（1）：1-12.

19.　苏青.浅谈成人 2 型糖尿病患者糖化血红蛋白控制目标及达标策略［J］.中华糖尿病杂志,2020,12（1）:13-16.

20.　中华医学会糖尿病学分会.中国血糖监测临床应用指南（2021 年版）［J］.中华糖尿病杂志,2021,13（10）:936-948.

21.　中华人民共和国国家卫生健康委员会.WS/T 781-2021 便携式血糖仪临床操作和质量管理指南［S］.北京:中国标准出版社,2021.

22.　赵兆.糖尿病患者的用药误区,您中招了吗［J］.药师谈药,2021.

23.　杨文英,杨玲.糖尿病用药避免六大误区［J］.康颐,2019.

24.　国家卫生健康委基层卫生健康司.国家卫生计生委关于印发《国家基本公共卫生服务规范（第三版）》的通知［EB/OL］（2017-02-28）［2024-01-09］http://www.nhc.gov.cn/jws/s3578/201703/d20c37e23e1f4c7db7b8e25f34473e1b.shtml.

25.　仲学锋.基于社会支持理论的糖尿病自我管理研究进展［J］.中国健康教育,2021,37（12）:1117-1120.

26.　蒋新军,张彩虹,李明子.糖尿病患者自我管理教育参与的影响因素及其干预措施的研究进展［J］.中华糖尿病杂志,2021,13（3）:287-290.

27.　全民健康生活方式行动办公室.全民健康生活方式行动健康支持性环境建设指导方案（2019 年修订）［EB/OL］.（2019-09-26）［2023-09-27］.http://www.jiankang121.cn/ NewsDetail.aspx?id=702.

28．Huang MF, Courtney M, Edwards H, et al. Validation of the chinese version of the problem areas in diabetes (PAID–C) scale［J］. Diabetes Care,2010,33(1):38–40.

29．Hsu HC, Chang YH, Lee PJ, at al. Developing and psychometric testing of a short–form problem areas in diabetes scale in Chinese patients［J］. The Journal of Nursing Research: JNR,2013,21（3）:212–218.

30．穆纯. 中文版低血糖恐惧调查表的修订及在 2 型糖尿病患者中的应用［D］. 天津：天津医科大学，2016.